무기력, 불안, 우울, 고통을 극복하는 **내 안의 힘**

행복 호르몬

무기력, 불안, 우울, 고통을 극복하는 **내 안의 힘**

행복 호르몬

야마구치 하지메 지음 • **곽범신** 옮김

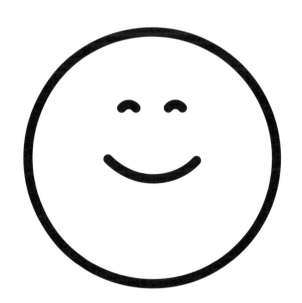

동양북스

시작하며

⊰ 스스로 '행복의 씨앗'을 키우자 ⊱

살다 보면 누구에게나 어둡고 힘든 시기가 찾아오기 마련입니다. 하지만 절망 속에서도 스스로 빛을 내어 앞길을 밝힐 수 있죠. 저는 행복이 바로 그런 존재가 아닐까 합니다. 내 안에서 빛을 내는 등불과도 같은 존재 말입니다.

여러분은 행복이 무엇이라 생각하시나요?

요즘 우리 주변에는 마치 어떤 조건만 달성하면, 언제든 반드시 행복해질 수 있다고 믿는 사람이 많습니다. 로또나 주식, 부동산으로 벼락부자가 되어 신데렐라처럼 하루아침에 인생이 확 바뀌면 행복할 것 같다고 오해하기도 합니다. 은연중에 자기보다 못하다고 생각하는 사람과 비교하며 느끼는 상대적 우월감을 통해 나는 행복한 사람이라 착각하기도 하고요.

하지만 안타깝게도 이렇게 얻는 행복은 모두 진정한 행복이 아닙니다. 행복은 이렇게 얻어지는 것이 아닙니다.

제가 이 책에서 이야기하고 싶은 행복은 외부에서 얻을 수 있는 어떤 것이 아니라, 누구든 일상에서 스스로 만들어낼 수 있는 내 안의 감정입니다. 마음만 먹으면 바로 느낄 수 있는 소중한 이 감정을 앞으로 이 책에서는 '행복감'이라 부르도록 하겠습니다.

사실 우리는 일상생활에서 늘 행복감을 느낍니다. 다만, 거의 의식하지 못하고 지나칠 뿐이죠. 우리의 일상 대부분은 불안이나 불만, 분노나 슬픔처럼 행복감과는 반대인 상태에 놓여 있기 때문입니다.

'어떻게 해야 저 사람과 잘 지낼 수 있을까'

'칭찬을 받으려면 어떻게 해야 할까'

'저 사람에 비해 나는 왜 이렇게 매력이 없는 걸까'

평소 이런 생각에 사로잡혀 있지 않나요? 일상생활에서는 누구나 이처럼 부정적인 감정에 빠지기 쉽습니다. 우리의 삶은 내버려두면 금세 어두컴컴한 미로에 빠져들게끔 이루어져 있으니까요. 그래서 스스로 의식하지 않는다면 순식간에 부정적인 감정으로 가득 차버리고 말죠. 불안이나 불만, 분노나 슬픔 같은 감정들은 우리가 아주 옛날부터 살아남기 위해서 몸에 익혀온 생존 본능으로, 필요한 측면도 분명히 있습니다. 하지만 예전보다 훨씬 안전해진 지금은, 오히려 이런 감정들이 행복감을 느낄 수 없게 방해하는 요인 중 하나가 돼 버렸죠.

따라서 우리가 평소에 행복감을 느끼려면, 먼저 이 부정적인 감정에 휘둘리지 않는 방법을 알아야 할 필요가 있습니다. 부정적인 감정은 누르고, 그 대신 우리 스스로 행복감을 만들어서 마음을 꽉 채워야 합니다.

이 책에 소개한 누구나 쉽고 빠르게 느낄 수 있는 행복감은 '행복의 씨앗'과 같습니다. 부정적인 감정은 잠재우고, 마음을 편안하고 안정되게 해주며, 기분 좋은 감정들을 만들어냅니다.

행복의 씨앗을 매일매일 소중히 키워나가다 보면 쑥쑥 자라서 마침내 예쁜 꽃을 피우고, 언젠가 우리 인생을 아주 다채로운 색깔로 물들일 거예요.

ᕙ 몸과 마음의 균형을 조절하는 행복 호르몬 ᕗ

우리 뇌 안에는 앞서 언급한 '행복의 씨앗', 즉 행복감의 근간을 이루는 특별한 물질이 있습니다. 그것은 바로 신경전달물질인 도파민, 옥시토신, 세로토닌, 엔도르핀 등의 호르몬입니다. 행복은 단순한 감정이 아니라 우리 뇌 속에서 일어나는 복잡한 화학 반응의 결과로, 특히 이 네 가지 호르몬이 중요한 작용을 합니다. 이 호르몬들은 각기 다른 역할을 맡아서 우리의 몸과 마음의 균형을 조절하고 있습니다.

따라서 행복감을 높이기 위해서는 행복 호르몬의 작용을 이해하고 더 효율적으로 활성화할 방법을 찾아야 합니다.

각 호르몬의 역할을 간략히 설명하자면, 도파민은 보상이나 기쁨의 감정과 깊게 연관되어 새로운 일에 도전하는 의욕과 열정을 낳는 원동력이 됩니다. '유대 호르몬'이라고도 불리는 옥시토신은 친밀한 사람과 애정과 신뢰, 친밀감을 쌓도록 도와 안정감을 주지요. 세로토닌은 우울한 기분을 편안하게 만들거나 수면의 질을 향상시켜주며 스트레스를 완화해 긍정적인 마음을 길러줍니다. 엔도르핀은 심신을 가장 바람직한 상태로 조정해줍니다.

이 책에는 특히 스스로 행복 호르몬을 늘리기 위한 여러 방법을 자세히 담고자 했습니다. 운동법, 균형 잡힌 식사, 바른 자세, 감사의 실천, 관계의 기술 향상 등 다양한 관점으로 방법들을 안내합니다. 또한 행복감을 방해하는 요인이나 호르몬 균형을 깨뜨리는 원인을 살펴보고 이를 조절하기 위한 방법도 제시하고 있죠.

부정적인 감정에 사로잡히지 않고, 행복감으로 물든 하루하루를 보내고 싶다면 네 가지 행복 호르몬에 관한 지식을 쌓고, 행복 호르몬을 늘리는 여러 방법을 두루두루 실천해 보세요. 행동하지 않으면 변하지 않습니다. 지식을 쌓는 것도 물론 중요하지만, 실천하는 것은 더 중요하다는 뜻입니다.

도파민, 옥시토신, 세로토닌, 엔도르핀 네 가지 행복의 씨앗은 우리 모두의 머릿속에 이미 존재합니다. 이 씨앗을 적절한 시기에 심고, 알맞은 비료를 줘서 열매를 맺게 잘 기른다면, 다시 말해, 행복 호르몬이 적절히 분비될 수 있는 환경을 만들어준다면, 한층 충실한 인생을 살아가는 데 큰 도움이 될 겁니다.

멀리 있는(있을지도 모르는) 환상 속의 행복을 꿈꾸기보다 지금, 내 주변의 삶 속에 작은 행복의 씨앗을 뿌려봅시다.

야마구치 하지메

Contents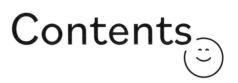

Chapter 1

우리 뇌는 일상의 사소한 변화만으로도 행복을 만든다

행복 호르몬과 행복감

Chapter 4

마음 균형을 찾아주고
불안과 우울을 떨쳐주는 행복 호르몬

ⓢ 세로토닌

Chapter 5

자연 치유력으로 아픔을 완화하고
활력을 되찾아주는 행복 호르몬

ⓔ 엔도르핀

Chapter 6

행복감에 영향을 주는

성·스트레스·수면 호르몬

Chapter

1 ☺

당신은 지금 행복한가요?

우리 뇌는
일상의 사소한 변화만으로도 행복을 만든다

행복 호르몬과 행복감

어떻게 하면 행복해질 수 있을까?

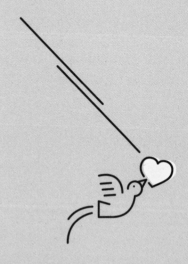

인류에게 행복은 삶의 궁극적인 목표라 해도 과언이 아닐 겁니다. 사람은 행복해지기 위해 살아간다는 말이지요. 그래서인지 책은 물론이고 각종 SNS에도 행복해지기 위한 방법들이 넘쳐납니다.

하지만 이 책을 통해 제가 전하고자 하는 것은 그런 행복론이 아니라는 점을 먼저 말씀드리고 싶습니다. 행복을 느끼는 순간은 그야말로 제각각이며, 개인의 행복을 일반화하기란 거의 불가능한 일이기 때문입니다.

그런 행복론 대신 오히려 누구나 쉽게, **일상의 작은 변화로 행복한 감정을 느낄 수 있다면 어떨까요? 그리고 그런 방법을 찾게 된다면 그것이야말로 행복으로 가는 지름길**이 아닐까요.

'일상의 작은 변화만으로 행복해질 수 있다고?'

혹시 이런 의문이 드셨나요? 그렇다면 이 책에 소개된 내용 하나를 예로 들어보겠습니다. 우리는 자세를 바르게 펴기만 해도 행복감을 느낄 수 있습니다. 물론 저도 처음에는 반신반의했습니다. 그런데 실제로 평소 자세를 의식하니 다양한 변화가 찾아왔습니다. 그 변화의 이유는 행복 호르몬 중 하나인 '세로토닌'이 분비되었기 때문입니다.

저를 포함한 많은 사람은 자신도 눈치채지 못하는 사이에 자세가 항상 둥글게 말려 있습니다. 중력이 인체에 가하는 힘은 상당히 강력하니까요. 이때 약간만 자세를 의식해서 가슴을 펴고 허리를 세우면 뇌에서는 행복 호르몬인 세로토닌이 늘어나기 시작합니다. 그러면 왠지 모를 자신감이 샘솟는 게 느껴질 겁니다. 뒤에 더 자세히 설명하겠지만 뇌에서 세로토닌이 분비되면 기분을 안정시켜주고 마음에 긍정을 심어주거든요.

자신감과 자기긍정감이 높아진 사람은 매사에 적극적으로 행동하게 되고, 직간접적으로 작은 행동들을 이어나가다 보면 어느새 자기실현이라는 커다란 목표로 다가갈 수 있게 됩니다. 왜 앞에서 행복 호르몬을 '행복의 씨앗'이라 표현했는지 조금 와닿지 않나요.

지금의 업무나 가정환경, 주변 사람과의 관계나 행동을 바꾸기란 어려운 일입니다. 하지만 자기 자신의 행동이나 습관을 바꾸기란 상대적으로 쉬운 일일 겁니다. 스스로 변화하는 자세, 그것만으로도 인생은 조금씩 바뀌기 시작합니다.

여러 연구에 의해 개인의 행복감에 영향을 미치는 요소 중 타고난 성격이나 기질 등 유전적 요인은 30~40퍼센트 정도로 적다는 사실이 밝혀졌습니다. 반면 스스로 만들어나갈 수 있는 환경적 요인은 60~70퍼센트나 됩니다.

다시 말해 우리는 자신의 행동을 바꾸고자 하는 노력, 그리고 그 노력을 지탱해 줄 의지만 있다면 훈련이나 연습을 통해 누구나 행복감을 높일 수 있다는 뜻입니다. 행복감은 스스로 조절할 수 있는 요인이 훨씬 많으니까요.

다음 표는 앞으로 자세히 다룰 네 가지 호르몬의 주요 역할과 특징을 정리한 것입니다. 시작하기에 앞서 전체적으로 살펴보면 책 내용을 이해하는 데 도움이 될 거예요.

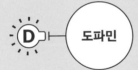

도파민

보상이나 쾌감을 제어한다. 뭔가를 달성하기 위해 몰두했을 때 분비되어 의욕이나 집중력을 높이지만, 약물중독이나 도박 등 의존증의 원인이기도 하다.

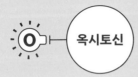

옥시토신

사회적 유대감이나 신뢰, 애정 관계 형성에 관여한다. 신체적인 접촉이나 이타적 행동에 따라 분비된다.

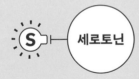

세로토닌

행복감, 안정감, 편안함을 조절한다. 부족하면 우울증이나 불안 등 정신적 문제의 원인으로 작용하기도 한다. 식사나 리듬 운동, 수면 등에 따라 분비량이 달라진다.

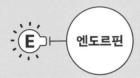

엔도르핀

고통을 줄여주거나 상쾌한 기분을 불러일으킨다. 웃기, 즐거운 체험, 운동 등으로 분비되며, 신체적인 스트레스나 고통에 대한 자연 진통물질이다.

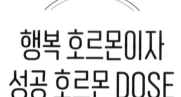

행복 호르몬이자
성공 호르몬 DOSE

이 책에서는 우리 뇌에서 여러 능력과 감정을 컨트롤 하는 50여 가지 신경 전달물질 중에서 '행복 호르몬'이라 불리는 네 가지 호르몬, 도파민*Dopamine*, 옥시토신*Oxytocin*, 세로토닌*Serotonin*, 엔도르핀*Endorphins*을 자세히 다룹니다. 이 호르몬들은 내 의지로 스스로 분비시킬 수 있으며, 분비되면 비교적 빠르게 긍정적인 변화를 느낄 수 있다는 특징이 있습니다.

도파민, 옥시토신, 세로토닌, 엔도르핀이 대표적인 '행복 호르몬'으로 불리는 이유는 이 물질들이 뇌에서 분비되고 작용하는 방식이 우리의 기분과 감정 그리고 전반적인 행복감에 영향을 미치기 때문입니다(행복 호르몬으로 행복감이 생겨나는 메커니즘은 이 물질들이 뇌의 특정 부위에 작용해 신경세포 간의 신호 전달 방식을 바꾸기 때문이라고 알려져 있다. 특정 수용체에 결합하여 반응을 일으키고, 그 결과 우리가 긍정적인 감정을 경험하게 되는 것이다 ─ 편집자).

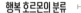

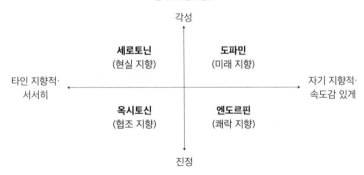

네 가지 행복 호르몬은 우리 몸과 마음에서 각기 다르게 작용하며, 위 그림처럼 크게 두 가지 축으로 구분할 수 있습니다.

세로축은 우리의 에너지 상태입니다. 위로 갈수록 몸과 마음을 깨우고 에너지를 끌어올리는 호르몬들이 위치합니다. 가로축은 우리가 행복을 느끼는 방향성과 같은데, 오른쪽으로 갈수록 자기 지향적이며 빠르고 직접적인 행복감과 관련된 호르몬이라 할 수 있고, 왼쪽으로 갈수록 다른 사람과의 관계 속에서 느끼는 행복감, 즉 서서히 전해지는 타인 지향적 안정감과 관련된 호르몬이라 할 수 있습니다.

하나씩 설명하자면, 우선 도파민은 각성 수준을 높여 자신의 목적을 달성하도록 행동하게 하는 호르몬입니다. '나'에게 중요한 것을 얻기 위해 움직이도록 만들고 미래 목표를 향해 나아가게 만드는 자기 지향적, 미래 지향적 성격을 가지고 있습니다.

그 아래에 있는 엔도르핀은 목표를 달성한 결과 쾌락이라는 보상을 내리고 몸과 마음에 제동을 걸어 본래의 상태로 되돌리는 호르몬입니다.

도파민과 다르게 타인 지향적 성향과 현실 지향적 성격을 띠는 세로토닌은 몸과 마음에 균형을 잡아줍니다. 아침에 눈을 떠 활동 상태에 들어갈 때 분비되어 자율신경인 교감신경을 자극해 정신을 차리게 하고 깨어있게 하며, 타인과 비교해서 우위라고 느꼈을 때 분비되어 자존감을 높여주기도 하죠.

마지막으로 옥시토신은 협조 지향적 성향을 띠어 타인과 편안하게 정을 나누는 기쁨이란 행복감을 안겨줍니다.

도파민, 옥시토신, 세로토닌, 엔도르핀은 자주 함께 언급되므로 각각의 머리글자를 따 'DOSE'라고 불리는 경우가 많습니다. 또한 다른 별칭으로 **'성공 호르몬'이라 불리기도** 하는데요. DOSE가 분비되면 뇌에서 행복감이 생겨남과 동시에 우리의 삶에 다음과 같은 긍정적인 영향을 미치기 때문입니다.

- 기분이 온화해진다.
- 기운이 충만해진다.
- 낙관적인 마음을 갖게 된다.
- 사람들과의 유대감이 깊어진다.
- 집중력이 높아진다.
- 의욕이 생겨난다.
- 리더십 스킬이 몸에 밴다.
- 업무에 자신감이 생긴다.

: D→OSE 분비 순서도 중요하다

여러 감정이 복합적으로 작용하는 행복감을 균형적으로, 많이 만들어내기 위해서는 호르몬 분비 순서도 무척이나 중요합니다. 과연 네 가지 행복 호르몬을 어떤 순서로 분비시키면 좋을까요?

DOSE 호르몬은 하나같이 우리의 움직임 혹은 행동과 관련이 있습니다. 다만, 도파민은 행동의 '원인'이고, 나머지 세 가지 호르몬은 어떠한 행동을 실시한 '결과'로서 분비된다는 차이가 있죠.

따라서 우선 뭔가를 원해서 그것을 달성하고자 몰두하게 하고 실제로 행동하게 하는 도파민을 가장 먼저 늘려야 합니다.

그렇게 도파민의 영향으로 실제 어떤 행동에 나선다면 자연스레 다른 호르몬도 분비되기 시작합니다. 그리고 마침내 목표를 손에 넣은 순간 엔도르핀이 분비되어 기분이 행복해짐과 동시에 그 행동을 중단시킵니다. 또한 도파민이 늘어나면 뇌는 균형을 유지하기 위해 이번에는 치유의 호르몬인 세로토닌이나 옥시토신을 분비합니다.

사실 저는 행복 호르몬 분비 순서에 대해 오래 고민했습니다. 누군가는 안정감을 느끼게 하는 세로토닌이 먼저라 생각할 수도 있습니다. 마음이 안정되어야 주변 사람들과의 관계를 돈독히 하고자 하는 마음이 생겨나고, 그런 관계속에서 비로소 어떠한 목표를 가져야겠다는 마음이 싹튼다고 생각할 수도 있겠죠. 물론 틀린 말은 아니며, 그러한 순서가 더 적합한 사람도 있을 것입니다. 개인의 경험이나 가치관에 따라 달라질 거예요.

하지만 과연 마음이 안정되었다고 해서 반드시 다른 사람과 돈독하게 지내려는 마음이 생길까요. 오히려 세로토닌이 주는 평온함에 만족하여 더 이상 다른 것을 추구하지 않을 수도 있지 않을까요? 마찬가지로 돈독한 관계가 생겼다고 반드시 가슴 뛰는 목표가 생겨난다고 보기도 어렵다고 생각합니다. 옥시토신에 의해 형성된 친밀한 관계에 안주하는 사람도 있을 수 있고요.

그래서 저는 저의 인생을 돌아봤을 때, 무엇보다 목표를 가지고 도파민이 활발하게 분비되는 삶을 사는 것이 행복을 느끼는 데 중요하다고 봅니다. 목표를 달성하기 위한 두근거림이 있기에 비로소 사람은 매일 눈부시게 반짝이고, 살아가는 기쁨을 느낄 수 있는 것 아닐까요?

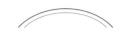

"당신은 어떤 순간에 행복한 기분을 느낍니까?"

: 행복감을 느끼는 데 중요한 역할을 하는 행복 호르몬

다음 그림은 대학생 235명에게 '당신은 어떤 순간에 행복한 기분을 느낍니까?'라는 설문조사를 실시한 후 그 결과를 텍스트 마이닝(텍스트를 분석하고 구조화하여 의미를 찾아내는 기술 ─ 옮긴이)이라는 기법으로 분석한 결과입니다. 자유로운 답변 중 어떠한 표현이 많았는지, 어떤 표현과 함께 나왔는지와 같은 관점으로 분류한 것이죠.

여러분도 한번 떠올려보세요. 언제 행복감을 느끼나요?

실제로 이 조사에서 가장 많이 언급된 표현은 '먹는다'였습니다. '맛있다'라는 표현과 '밥'이라는 단어도 함께 등장했고, '좋아한다', '사람'이라는 단어 역

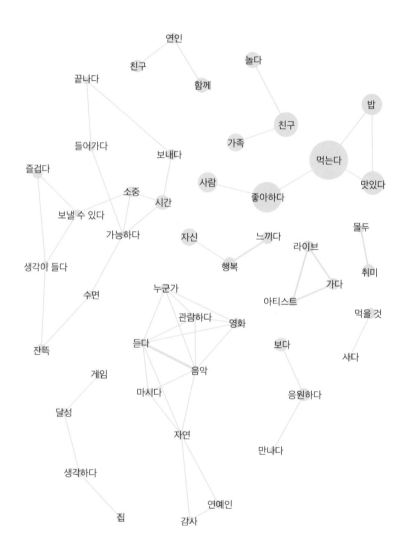

동그라미의 크기는 출현 빈도이며 큰 동그라미일수록 많은 사람이 쓴 말입니다. 선은 각각의 표현이 어떻게 연결되어 있는지를 나타냅니다. 선이 굵을수록 연관성이 강합니다.

출처: 야마구치 하지메 연구실.

시 자주 언급되었죠. 즉, 맛있는 음식을 먹는 것으로 행복을 느끼는 사람이 가장 많다는 것을 알 수 있습니다. 이런 행복감은 5장에서 다룰 엔도르핀 분비와 관련이 있습니다.

맛있는 음식을 좋아하는 사람과 함께 먹을 때를 꼽은 사람도 많았는데요. 이 행복감은 3장에서 다룰 옥시토신과 연관이 있습니다. 그리고 '친구'나 '가족'과 함께 '소중한' '시간'을 '보내는' 것 역시 언급되고 있으며(왼쪽 위) 이 또한 옥시토신이나 4장에서 다룰 세로토닌 분비와 관련이 있지요.

그 외의 답변도 대부분 행복 호르몬 DOSE와 연관되어 있습니다.

그림 왼쪽 아래를 보면 '게임'에서 목표를 '달성'하는 순간도 행복하다고 언급하고 있는데요. 이는 다음 장에서 소개할 도파민과 관련이 있습니다.

그 오른쪽에 '영화'를 '본다'든지, '음악' '듣기' 등의 답변도 보이는데, 이런 답변을 한 사람들은 '응원하는' 사람(연예인)을 '본다', '아티스트'의 '라이브'에 '가는' 등의 답변과 밀접한 관련이 있었으며, 옥시토신 분비와 관련이 있습니다.

이 자료를 통해 사람이 행복을 느끼는 순간은 대부분 DOSE 행복 호르몬과 관련되어 있음을 알 수 있습니다. 더 자세한 내용은 각 장에서 다루겠습니다.

나를 행복하게 하는 순간에 이어 '다른 사람에게 들었을 때 행복한 말은?'이라는 질문에 대한 답변도 같은 방법으로 분석했습니다(26쪽 그림).

가장 많이 언급된 것은 가운데에 보이는 것처럼 '감사'의 '말'을 '할' 때(또는 들을 때)'입니다. 마찬가지로 '칭찬할 때(또는 칭찬받을 때)'나 왼쪽 아래처럼 '함께' 있어서 '즐겁다'라는 말을 들었을 때, '친절하다' 혹은 '재미있다'라는 말을 듣는 등 상대에게 긍정적으로 받아들여졌을 때가 자주 언급되었습니다.

오른쪽 아래에 보이듯이 '노력'이나 '열심히' 했다는 것을 '인정하는(인정받

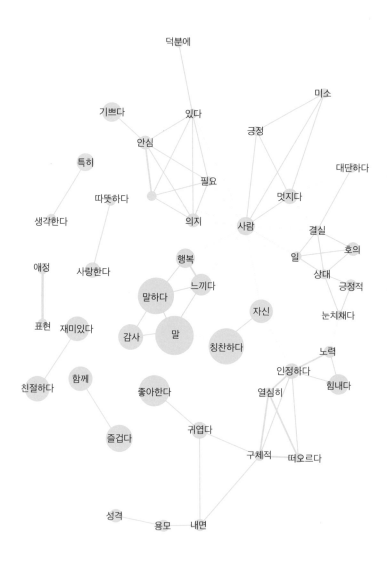

덕분에

있다

기쁘다

안심

미소

긍정

특히

대단하다

따뜻하다

필요

멋지다

생각한다

의지

사람

결실

호의

애정

사랑한다

행복

일

상대

긍정적

느끼다

말하다

눈치채다

표현

재미있다

감사

말

자신

칭찬하다

노력

친절하다

함께

좋아한다

인정하다

힘내다

열심히

즐겁다

귀엽다

구체적

떠오르다

성격

용모

내면

동그라미의 크기는 출현 빈도이며 큰 동그라미일수록 많은 사람이 쓴 말입니다. 선은 각각의 표현이 어떻게 연결되어 있는지를 나타냅니다. 선이 굵을수록 연관성이 강합니다.

출처: 야마구치 하지메 연구실.

는' 경우라는 답변 역시 중요하게 등장했는데요, 이러한 답변은 인간관계, 특히 가까운 사람에게 긍정적으로 인정받았을 때라고 볼 수 있겠죠. 아마도 이런 말을 들으면 자신의 존재감과 가치를 인정받고, 살아야 할 가치나 존엄을 인정받았다고 느끼기 때문일 겁니다.

자료를 보니 어떤가요? 가까운 사람에게 감사의 표현이나 상대방의 가치를 긍정적으로 인정하는 말을 건네보고 싶지 않나요? 말 한마디로 누군가를 행복하게 해줄 수 있을 테니까요. 미소와 함께 따뜻한 말을 건네보세요. 그렇게 상대방이 행복을 느끼면 이번에는 반대로 여러분에게도 똑같은 말을 건네게 될 겁니다. 행복은 전염된다는 말처럼요.

타인의 행동을 바꾸기란 어려운 일입니다. 그럴 때 우선 나부터 변해보는 것은 어떤가요. 언젠가 반드시 상대도 변화할 거예요.

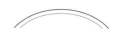

행복 호르몬은
인류의 오래된 생존 전략이다!?

그렇다면 애초 행복 호르몬의 역할은 무엇일까요? 단순히 긍정적인 감정을 유발하는 물질일까요? 아니면 그 이상의 역할을 할까요? 행복 호르몬의 진짜 역할을 알아보기 위해 500만 년 전으로 거슬러 올라가봅시다.

우리 선조는 약 500만 년 전에 아프리카의 풍요로운 숲을 버리고 위험한 사바나로 내려와 행동 범위를 넓혀왔습니다. 이러한 한 무리의 독특한 원숭이들이 이윽고 인류로 진화한 것이죠. 그 과정에서 행복 호르몬은 생존에 유리한 행동을 하도록 돕는 역할, 즉 **확실한 생존을 위해 행복한 기분을 만들어주는 역할을 했습니다.**

살아남기 위한 선조들의 도전 정신은 도파민이나 엔도르핀 분비와 관련된 유전적 성향으로 우리 뇌에 일부 이어져 내려왔습니다.

또한 선조는 집단을 이루어 서로를 지키며 살아남는 길을 택했습니다. 그곳에서는 생존을 위해 타인보다 우위에 서고자 하면서도 서로 간에 신뢰를 쌓을 필요가 있었죠. 이러한 사회적 상호작용을 거치며 뇌내 물질인 호르몬이 세로토닌이나 옥시토신으로서 오늘날 우리에게 이어져 내려온 것입니다.

인류의 진화 과정과 행복 호르몬의 역할을 이해한다면 우리가 행복한 삶을 살기 위해 어떻게 생활하고 행동해야 좋은지 자연스레 알게 될 것입니다.

현재 상황에 만족하지 않고 새로운 목표에 도전하며 이를 좇아 행동하는 것 그리고 경쟁 속에서도 신뢰 관계를 쌓는 것. 이런 생활양식이 우리를 행복으로 이끄는 길이 아닐까요?

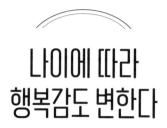

나이에 따라
행복감도 변한다

행복감이란 인지적인 평가나 판단이라기보다 뇌에서 느끼는 '감정'에 가깝습니다. 그러므로 뇌의 기능 변화, 특히 노화는 행복감을 느끼는 방식에 영향을 미칠 수 있죠. 다시 말해, 나이 들어감에 따라 행복감도 변화한다는 뜻입니다.

이와 관련된 연구에서는 행복을 다음과 같은 세 가지 유형으로 제안하고 있습니다.

: 유형 A(청년기의 행복)

유형 A의 행복은 도파민에 따른 미래 지향형 기대감입니다. 그리고 이러한 행복감을 추구하는 연령대는 주로 젊은 청년층입니다.

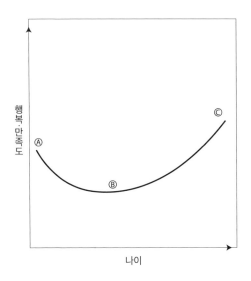

뇌의 보상/
동기 부여 시스템

유형 A
도파민

유형 B
엔도르핀
코르티솔

유형 C
옥시토신
세로토닌

출처: Esch,T.(2022)에서 수정.

나이를 먹음에 따라 행복도·만족도는 상승한다
출처: Esch,T.(2022)에서 수정.

젊을 때는 현재에 만족하지 않으며 물욕이 강하므로 '돈이 필요하다', '맛있는 것을 먹고 싶다', '멋진 이성 친구가 있었으면 좋겠다', '섹스를 하고 싶다' 등 앞날에 대한 기대에 사로잡혀 있습니다. 호기심도 왕성하여 위험을 무릅쓰고서라도 자극을 추구하고, 모험을 통해 두근거림을 좇죠.

이렇게 젊은 사람의 행복은 최고의 순간을 추구하는 가운데서 발견됩니다. 실제 연구에서도 이 나이대는 호기심이 왕성하며 다양한 일에 정열적으로 행동하는 사람일수록 행복감이 높다는 사실이 밝혀졌지요.

또한 이 시기에는 미래의 자신에 대해 이런저런 생각을 해 보고 고뇌합니다. 이상적인 모습을 꿈꾸며 그것을 어떻게 이룰지 함께 이야기하고 막연히 상상하기도 하지요. '지금, 이곳'의 현실에는 없는 무언가를 생각하는 상태이므로 그야말로 도파민이 작용하는 시기라고 할 수 있습니다.

연애도 마찬가지입니다. 젊은 시절의 연애는 정열적으로 사랑하고, 사랑받기 위해 애를 끓이고, 가슴의 두근거림에서 연애의 기쁨을 느낍니다. 이상적인 이성 친구를 추구하며 도파민도 최고조로 높아져 있겠죠.

이러한 연애 감정은 성욕으로도 이어집니다. 성욕은 남성 호르몬인 테스토스테론과 연관이 있습니다. 그래서 이상적인 사람을 발견하면 동물로서의 본능에 눈을 떠 성욕도 높아집니다.

하지만 도파민은 어디까지나 목적한 바를 손에 넣을 때까지만 분비됩니다. 그래서 한번 상대방을 손에 넣었다고 생각한다면 도파민은 0으로 돌아가고, 테스토스테론도 저하되기 시작합니다. 이 순간이 되면 어떤 사람은 더욱 이상적인 파트너를 찾아 다시 새로운 여행을 계속합니다. 그리고 같은 상황을 되풀이하죠.

그렇지만 대부분의 사람은 도파민은 줄어들고, 반대로 옥시토신이 늘어납

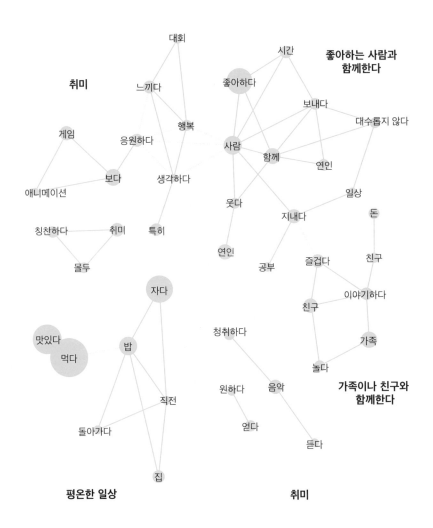

취미

대회
느끼다
행복
게임
응원하다
보다
생각하다
애니메이션
칭찬하다   취미   특히
몰두

좋아하는 사람과
함께한다

시간
좋아하다
보내다
대수롭지 않다
사람
함께   연인
웃다   일상
지내다   돈
연인   공부
즐겁다   친구
친구   이야기하다
청취하다   가족
놀다

가족이나 친구와
함께한다

자다
맛있다
먹다   밥
직전
돌아가다
원하다   음악
집   얻다
듣다

평온한 일상

취미

동그라미의 크기는 출현 빈도이며 큰 동그라미일수록 많은 사람이 쓴 말입니다. 선은 각각의 표현이 어떻게 연결되어 있는지를 나타냅니다. 선이 굵을수록 연관성이 강합니다.

출처: 야마구치 하지메 연구실.

니다. 이때부터는 이전까지의 뜨겁고 정열적인 연애는 막을 내리고, 신뢰를 형성해 안정적인 유대감을 쌓는 형태로 관계가 변화합니다.

33쪽 그림은 10대와 20대 남녀 200명을 대상으로 '행복을 느낄 때'에 대해 설문조사한 결과입니다.

그림 왼쪽 아래를 보면 '맛있는' 것을 '먹는다'라거나 '잔다' 등 평온한 일상을 보낼 때 행복을 느낀다는 비율이 높지만, 오른쪽 위를 보면 '좋아하는' '사람'과 '시간'을 '보내는 것'에 대한 답변도 많았음을 알 수 있습니다. 그리고 '음악'을 '들을' 때, '원하던 것'을 '얻을' 때 등 취미에 관한 내용도 많이 언급되었습니다.

결론적으로 청년층의 행복감은 도파민이 주도하며, 특징적인 것은 좋아하는 취미 생활 할 때의 행복이 차지하는 비율이 높다는 점입니다. 그다음으로 옥시토신의 작용에 의해 친애하는 사람, 즉 가족 혹은 친구와 보낼 때의 행복이 주가 되죠. 그리고 세로토닌에 의해 평온한 일상의 행복이 이어짐을 알 수 있습니다.

: 유형 B(성인기의 행복)

유형 B는 어떨까요?

유형 A 다음 시기의 특징이기도 한 B 시기에는 청년기의 욕망이 어느 정도 충족되자 이번에는 그 대상을 놓치지 않기 위해 '지키기'에 들어갑니다.

이 시기는 안정을 추구하는 반면, 아이가 생겼다거나(혹은 생기지 않았다거나), 입사, 퇴사, 승진을 하는 등 변화가 잦은 시기이기도 하죠.

변화란 좋은 의미에서든 나쁜 의미에서든 스트레스로 작용합니다. 일생 중 이

시기는 연거푸 새로운 일이 일어나더라도 지금까지 그래왔듯이 스스로 중심을 잡고, 환경 변화에 적응해 가며 하루하루를 착실하게 보내는 '안정감'이 기반을 이룹니다.

그래서 이때는 스트레스에 어떻게 대처하는지가 행복을 결정하는 커다란 요소로 작용합니다. 스트레스에 의해 분비되는 항 스트레스 호르몬이 과도해지지 않도록 관리하고 스트레스 해소법을 몸에 익히는 것이 중요하죠.

스트레스에 따른 신체적 반응에 대해서는 연인이나 배우자와의 애정을 확인하며 심리적 안정을 얻거나, 주변 사람들로부터 위로와 격려를 받는 것이 도움이 될 수 있습니다.

이는 옥시토신이나 세로토닌이 관여하는 행복감과 연결되며, 관계 속에서 느낄 수 있는 안정감을 추구하는 상태입니다.

36쪽 그림은 30대부터 50대 남녀 300명을 대상으로 행복을 느낄 때에 대해 조사한 결과입니다. '맛있는' 음식을 '먹으면서' 행복을 느끼는 사람이 많다는 사실은 10대부터 20대 청년기와 동일하지만, 오른쪽을 보면 취미의 비율이 낮아지고, 그 대신 가족과 보내는 일상에 대해 대답한 비율이 높아졌다는 것을 알 수 있습니다. 즉, 가족이라는 안전한 보금자리를 확보한 다음, 취미 활동이나 스트레스를 해소하는 순으로 행복감이 이어지는 양상을 확인할 수 있습니다.

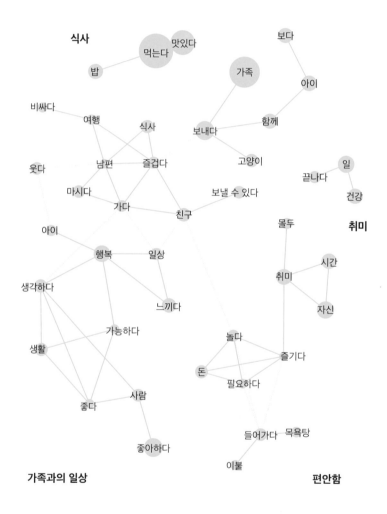

동그라미의 크기는 출현 빈도이며 큰 동그라미일수록 많은 사람이 쓴 말입니다. 선은 각각의 표현이 어떻게 연결되어 있는지를 나타냅니다. 선이 굵을수록 연관성이 강합니다.

출처: 야마구치 하지메 연구실.

: 유형 C(노년기의 행복)

마지막으로 유형 C는 질병이 생기거나 부상을 겪어 상실감이 크고, 그전까지의 건강한 상태를 유지하기가 어려워진 시기인 노년기에 해당합니다. 하고 싶은 일을 하지 못하고, 원하는 것은 대부분 손에 넣었기 때문에 의욕도 저하되기 시작합니다.

행복감은 어떨까요? 이러한 변화들로 인해 행복하지 않다고 느낄까요?

실제로는 전혀 그렇지 않았습니다. **인생에서 가장 행복을 느끼며 만족하고 있는 사람들은 고령자였습니다.** 31쪽 그림의 아래 그래프처럼 나이를 먹음에 따라 행복도와 만족도는 상승합니다. 인생의 행복도는 대략 U자 형태를 그리며 노년기에 가장 높아지지요.

'에이징 패러독스'로 알려진 이 현상은 왜 일어나는 것일까요?

그 첫 번째 이유로 새로운 무언가를 경험하면 처음에는 감정적으로 큰 영향을 받지만, 시간이 지남에 따라 익숙해지고 감정의 변동이 적어지는 '심리적 적응' 현상을 꼽을 수 있습니다. 무엇을 보더라도 놀라지 않고 동요하지 않게 된다는 뜻이죠. 나이를 먹음에 따라 이 심리적 적응 덕분에 행복감이 높아집니다.

두 번째로 고령자는 뭔가 불행한 일을 경험했을 때 그 일에 대해 '어쩔 수 없는 일이다'라고 관점을 달리하거나 '운명이다'라고 받아들이고 수긍한다는 사실이 알려져 있습니다. 지금까지 내걸었던 인생의 목표를 달성하기가 어렵다고 생각되었을 때 괴로워하기보다 사고방식이나 가치관을 바꾸어서 행복감을 유지하는 것입니다.

세 번째로 나이가 많은 사람들은 앞으로 살아갈 날이 얼마 남지 않았다는 것을 느끼는 순간, 행복을 더욱 중요하게 생각하고 적극적으로 추구하는 경향이 강해집니다. 그리고 자신도 모르게 무의식적으로 기분이 좋아질 만한 선택을 하려고 합니다.

이를테면 긍정적인 기분을 끌어내는 자극(미소)과 부정적인 감정을 끌어내는 자극(찌푸린 얼굴) 중 무엇을 선호하는지 실험했을 때, 고령자는 긍정적인 자극(미소)은 쉽게 눈여겨보았지만, 부정적인 자극(찌푸린 얼굴)은 보지 않았다고 합니다. 이러한 경향은 젊은이보다 뚜렷했고요.

이는 역시나 행복 호르몬인 옥시토신에 따른 결과라 생각합니다. 옥시토신이 작용하면 긍정적인 표정에 대한 선호가 강해지고, 그런 표정에 대한 기억이 강해지기 때문입니다. 나이를 먹음에 따라 행복감을 높여야겠다는 마음이 강해진 결과 옥시토신이 분비되어 실제로 그러한 행동이 늘어나게 되고, 행복감이 높아지는 것이죠.

다음 그림은 60대부터 70대의 남녀 200명을 대상으로 '행복을 느끼는 순간'에 대해 자유롭게 써 달라고 한 결과를 정리한 것입니다.

유형 C 역시 유형 A, B와 마찬가지로 '맛있는' 음식을 '먹으면서' 행복을 느끼는 사람이 많지만, 오른쪽의 '취미'가 차지하는 비율이 한층 낮아지고 왼쪽에 보이는 '부부'나 '친구' 등 인간관계에 대한 답변 비율이 높아졌음을 알 수 있습니다.

가족 친지와 건강하게 지내기나 가족의 건강에 대한 표현도 많이 쓰여 있었습니다. 자기의 건강이나 취미는 물론이거니와 가족 단위로 자식이나 손자 모두 건강하게 지내는 것이 자신의 행복감에 크게 관여하고 있음을 알 수 있지요.

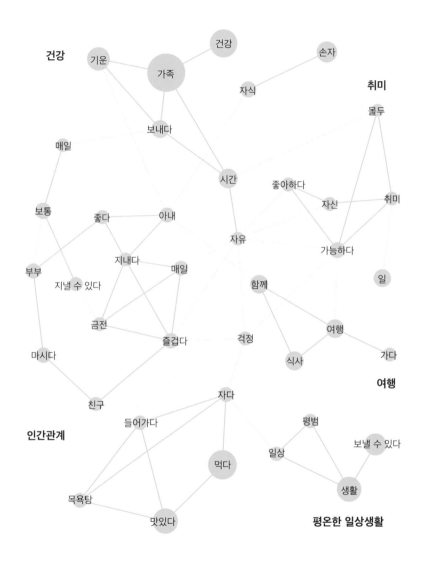

동그라미의 크기는 출현 빈도이며 큰 동그라미일수록 많은 사람이 쓴 말입니다. 선은 각각의 표현이 어떻게 연결되어 있는지를 나타냅니다. 선이 굵을수록 연관성이 강합니다.

출처: 야마구치 하지메 연구실.

이처럼 우리의 인생은 나이가 듦에 따라 추구하는 행복감이나 행복의 요소가 변합니다. 그뿐만 아니라 행복 호르몬이 분비되는 방식도 변하죠.

하지만 이것은 어디까지나 일반적인 경향이니 나이가 많아지더라도 도파민이 많이 분비되는 사람이나 자신이 좋아하는 일을 추구함에 따라 행복을 느끼는 사람도 있을 거예요. 행복의 요소에는 개인차가 크니까요.

개인차가 큰 만큼 자신만의 행복을 찾는 것은 우리의 삶에 더더욱 중요한 부분이라 할 수 있습니다. 이 책에서 소개하는 행복 호르몬과 행복감을 잘 파악해 두면 자신을 이해하고 행복을 설계하는 데 도움이 될 겁니다.

다음 장부터는 지금까지 간략히 살펴본 네 가지 행복 호르몬이 우리 뇌에서 어떻게 행복감을 작동시키는지 도파민부터 차례대로 그 특징을 자세히 살펴보겠습니다. 그리고 마음의 안정과 편안함, 기쁨 등 긍정적인 행복감을 가져다줄 일상 속 행복의 기술도 함께 알아보겠습니다.

Chapter

2 ☺

삶이 무기력한가요?

의욕과 열정, 기대감으로
가슴 두근거리는 설렘을 가져다줄
행복 호르몬

D 도파민

도파민은 '쾌락물질'이 아니다

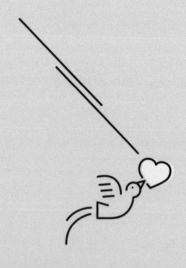

도파민은 흔히 '쾌락물질'이라 불리지만 사실 오해입니다. 도파민은 어떠한 보상을 기대할 때 분비되는 '기대물질'로 도파민 자체가 쾌락을 가져다주지는 않으니까요. 뭔가를 손에 넣어 소유할 때 느끼는 기쁨이 아니라 뭔가를 손에 넣는 과정에서 생기는, 일종의 획득에 대한 기대감인 셈입니다.

도파민은 1950년대, 제임스 올즈와 피터 밀너를 비롯한 연구진이 최초로 발견했습니다. 이들은 쥐의 뇌에 전극을 심은 후 그 행동을 관찰했습니다. 그중 중뇌의 측좌핵에 전극이 심어진 쥐가 다음 날 전기 자극을 받았던 곳에서 많은 시간을 보냈다는 것을 알게 되었죠.

그 사실에 주목한 연구진들은 어떤 장치를 만들어서 쥐가 레버를 밀었을 때 뇌에 전류가 흐르게 했습니다. 그러자 쥐는 1시간에 7000번에 달하는 놀라운 속도로 레버를 반복해서 밀었습니다. 이후의 연구에서 쥐는 아무리 배가 고프더라도, 발정 난 암컷이 곁에 있더라도 전혀 개의치 않고 계속해서 레버를 밀었죠. 쥐가 레버를 밀어서 얻어낸 쾌감이 얼마나 강한지 이해하셨으리라 생각합니다.

이렇게 뇌에는 강한 쾌감을 부여하는 구조, 즉 도파민이 존재한다는 사실이 밝혀졌습니다.

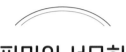

도파민이 선물하는
두근거리는 행복감

대학생 300명에게 '뭔가를 원해서 가슴이 두근거릴 정도로 기대되었던 순간은 언제입니까?'라는 질문으로 도파민이 분비되는 대표적인 상황에 대해 답변을 받았습니다. 그 결과를 텍스트 마이닝 기법으로 분석한 자료와 함께 살펴보죠(47쪽 그림).

설문 결과를 보면 도파민이 많이 분비되는 상황은 크게 세 가지로 분류할 수 있습니다.

① 꿈·이상의 추구

첫 번째는 '자신'이 '추구'하는 것에 '손'이 '닿는', '가까워지는' '과정'입니다. 혹은 '이상'으로 여기는 사람이나 물건과 '만나는' 상황에 가슴이 뛰는 것으로 나타났습니다.

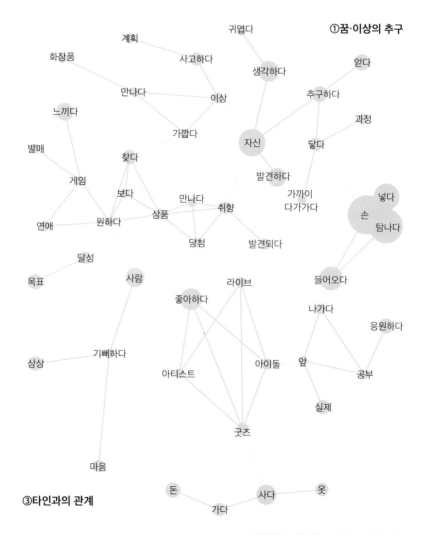

동그라미의 크기는 출현 빈도이며 큰 동그라미일수록 많은 사람이 쓴 말입니다. 선은 각각의 표현이 어떻게 연결되어 있는지를 나타냅니다. 선이 굵을수록 연관성이 강합니다.

출처: 야마구치 하지메 연구실.

② 원하는 물건을 손에 넣으려 할 때

두 번째는 물건과 나의 관계에서 발생하는 상황입니다. 원하는 것을 '손'에 '넣으려 할 때' '찾는(찾고 있던)' '상품'과 '만나는' 경우, '좋아하는' '아티스트'의 '굿즈'를 사거나 그 같은 상품이 '당첨'되거나 '발견했을 때'입니다.

③ 타인과의 관계

세 번째는 인간관계와 관련된 상황으로 '좋아하는' '사람'이 '기뻐하는' 모습을 '상상'하는 상황임을 알 수 있습니다.

설문조사 결과 중 '꿈·이상을 추구할 때'와 '원하는 물건을 손에 넣으려 할 때'를 자세히 살펴봅시다.

이 순간은 모두 정확히 말하자면 이상에 손이 닿을 수 있을지 '알 수 없는', 갖고 싶은 물건이 손에 들어올지 '알 수 없는' 상태에서 그것을 손에 넣기 위해 애쓰는 상황입니다. 이를 '보상예측오차'라고 하는데, **최근 연구를 통해 이 보상예측오차가 도파민 분비에 있어서 가장 중요한 요소라는 사실이 밝혀졌습니다.**

다시 말해 꿈·이상을 추구할 때와 원하는 물건을 손에 넣으려 할 때는 그야말로 도파민이 터지는 순간이라 할 수 있죠.

저는 초등학생 시절 낚시를 무척 좋아했습니다. 매일 근처 강가로 나가서 어두워질 때까지 친구들과 낚싯줄을 드리우곤 했죠. 낚시는 시간 가는 줄 모르게 될 만큼 심오하고 재미있습니다. 예를 들어 메기를 낚고 싶을 때가 있으면 우선 책을 보고 채비하는 방법을 찬찬히 조사합니다. 그 후 루어의 종류나 낚싯줄, 릴 등을 며칠에 걸쳐 준비합니다. 그리고 몇 시쯤, 어떤 장소에 숨어 있는지 등도 알아봐야겠죠. 이렇게 목표를 향해 준비하는 동안은 하루하루가 두근거리고 즐거워서 흥분을 감출 수 없었습니다.

마침내 준비가 모두 끝나면 들뜬 마음을 안고 강으로 나가 낚싯줄을 드리우고 루어를 움직입니다. 그 순간은 심장이 마구 뛰면서 흥분이 절정에 달해 손까지 떨렸던 기억이 납니다. 그때의 저는 틀림없이 메기를 낚는다는 보상을 기대하며 도파민이 최고조에 달해 있었겠죠.

며칠을 끈질기게 매달리다 드디어 낚시에 성공하는 날이 왔습니다. 그때 낚싯대에서 전해지는, 메기가 날뛰는 손맛은 더없이 강렬한 감동을 안겨주었습니다. 누구나 한 번쯤은 저처럼 기대감에 흥분되어 가슴이 뛰는 즐거운 경험을 해본 적이 있을 것이라 생각합니다.

'메기를 낚는다'와 같은 어떤 보상을 예상했을 때 결과는 두 가지로 나뉩니다. 실제로 기대 이상의 커다란 메기가 낚이는 경우와 아무것도 낚이지 않는 경우. 즉, 보상이 전혀 없는 결과를 만날 수도 있습니다. 하지만 그럼에도 낚시를 하는 이유는 두 가지 결과 중 보상이 큰, 기대 이상의 성과를 거둘 가능성이 존재하기 때문입니다.

엄밀히 말하자면 메기를 낚았을 때, 바로 그때의 흥분이나 감동은 도파민이 아니라 엔도르핀의 작용입니다. 도파민은 메기가 낚이기까지 두근거림을 고조시키는 역할을 하죠.

도파민은 이처럼 과거에 성공한 기억을 바탕으로, 결과에 대한 예측이 빗나갈지도 모를 때, 그 목표나 꿈을 향해 의욕적으로 행동할 때 분비됩니다.

자극적인 쾌락을 추구한다기보다 무엇인가를 기대하는 상황에서 찾아오는 두근거리는 즐거움이라고 볼 수 있지요.

'보상예측오차'의
메커니즘

도파민은 복측피개영역이라 불리는 영역에서 만들어져 전두피질이나 측좌핵으로 방출됩니다. 또한 흑질에서도 만들어져 선조체로 도파민을 방출하지요.

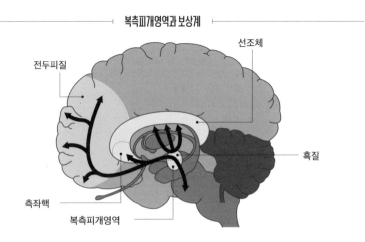

복측피개영역과 보상계

전두피질

선조체

흑질

측좌핵

복측피개영역

이들 영역에서 도파민이 방출되는 것은 기쁨이나 보상의 감정과 연관되어 있으며 우리의 행동이나 동기에 영향을 미칩니다. 이를 '보상계'라고 합니다. 그뿐만 아니라 보상계는 인지기능과 운동기능에도 영향을 미칩니다.

이때 중요한 것은 반드시 보상을 받을 수 있다는 사실을 알고 있을 때는 도파민이 분비되지 않는다는 점입니다.

예를 들어 공복 상태의 쥐에게 먹이를 주면 도파민이 분비되지만, 5분 간격으로 먹이를 한 톨씩 주게 되면 도파민은 줄어들기 시작합니다. 더 이상 배고프지 않아서가 아닙니다. 지금으로부터 5분이 지나면 자신이 어떠한 행동을 하든, 하지 않든 간에 먹이를 받을 수 있다는 사실을 학습했기 때문입니다.

이는 앞서 언급한 보상예측오차가 없는 상태라고 볼 수 있습니다. 예측에 '오차'가 없으면 도파민은 분비되지 않으니까요.

심리학자 스키너는 여기서 착안해 레버를 밀면 먹이가 나오는 장치를 만들어, 무작위로 밀었을 때 먹이가 나오게끔 조작했습니다. 어떤 때는 세 번 밀면 먹이가 나왔지만 어떤 때는 여덟 번을 밀어야 먹이가 나오는 식으로 말이죠.

그러자 쥐는 미칠 듯이 레버를 밀기 시작했습니다. 이것이 바로 도파민의 소행입니다.

인간이 하는 도박도 같은 현상입니다. 카지노, 포커, 화투, 경마, 복권 같은 진짜 도박은 물론이고, 요즘 우리 주변은 도박판과 유사한 장소가 무척 많습니다. 주식, 인형 뽑기, SNS의 좋아요 등 하나같이 '보상예측오차'의 메커니즘에 따라 도파민의 제물이 되어 거기에 빠져버리게 된다는 점에서 말이죠.

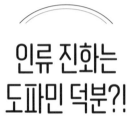

인류 진화는
도파민 덕분?!

쾌락, 중독, 도박 등 어느 순간 도파민에 부정적 이미지가 붙여진 것 같지만, 사실 우리 인류는 도파민 덕분에 이토록 진화할 수 있었다 해도 과언이 아닙니다. 도파민이 있었기에 훗날의 보상을 손에 넣기 위해 꾸준히 노력할 수 있었고, 도전 정신으로 아프리카의 사바나에서 바다를 건너 전 세계로 퍼져 나갈 수 있었던 것입니다.

새로운 것을 추구하는 모험심에 도파민이 중요한 역할을 한다는 사실은 캘리포니아대학 인류학자들의 연구를 통해 밝혀졌습니다. 첸의 유전자 해석 연구 등으로 현생인류는 30만 년 전에서 10만 년 전 아프리카 대륙에서 탄생한 것으로 추정됩니다. 이후 인류는 아프리카 북동부 끝에서 아라비아반도로 이동해, 그곳에서 세 갈래로 나뉘었습니다. 이란 부근에서 동남아시아나 오세아니아로 향하는 남쪽 경로, 중앙아시아에서 동아시아나 북아시아로 향하는 북쪽

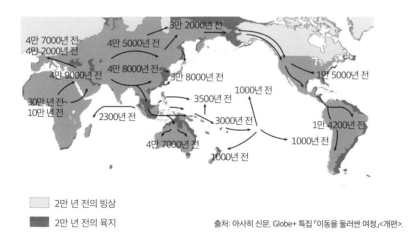

인류 선조의 이동 루트

4만 7000년 전
4만 2000년 전
4만 5000년 전
3만 2000년 전
4만 9000년 전
4만 8000년 전
3만 8000년 전
1만 5000년 전
30만 년 전~
10만 년 전
3500년 전
1000년 전
2300년 전
3000년 전
1만 4200년 전
4만 7000년 전
1000년 전
1000년 전

☐ 2만 년 전의 빙상
■ 2만 년 전의 육지

출처: 아사히 신문, Globe+ 특집 「이동을 둘러싼 여정」<개편>.

경로, 그리고 중동에서 유럽으로 향하는 서쪽 경로입니다.

연구진은 아프리카를 벗어난 선조의 이동 경로에 있는 사람들의 도파민 수용체를 해석해 비교해보았습니다. 특히 도파민 수용체 유전자 중 하나인 '7R 대립유전자'의 길이에 주목했습니다. 7R 대립유전자는 새로운 것을 찾아 모험하기를 즐기는 유전자로 알려져 있습니다.

연구 결과 이동 루트가 긴 인류의 조상일수록 7R 대립유전자가 긴 사람의 비율이 높다는 사실을 알아냈죠(54쪽 그림).

여기에는 다양한 설이 있습니다만, 결과적으로 보았을 때 인류의 선조 중에서도 유난히 모험심이 왕성한 사람들이 수십만 년에 걸쳐 새로운 땅을 찾아 이동을 거듭하면서 전 세계에 인류가 거주하게 되었음을 의미합니다.

그 후로도 석기나 무기를 만들고, 언어를 낳았으며, 어느덧 안정이 찾아와

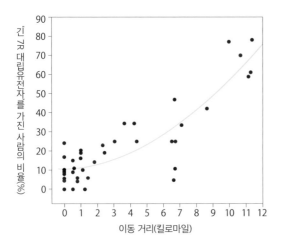

긴 7R 대립유전자를 가진 사람의 비율(%)

이동 거리(킬로마일)

인류의 선조의 이동 거리가 긴 지역에 거주할수록 '긴 7R 대립유전자'를 가진 사람의 비율이 높다.
출처: Chen, C., Burton, M., Greenberger, E., & Dmitrieva, J. (1999).

장래를 생각할 수 있게 된 뒤로는 창조력을 발휘해 원하는 것을 끊임없이 손에 넣어왔습니다. 원하는 것을 연달아 만들어냈음에도 여전히 성에 차지 않아 계속해서 새로운 것을 만들어내며 마침내 현대 사회를 건설했죠. 그야말로 인류를 여기까지 진화시킨 원동력이 도파민이라 해도 될 만하죠.

인간과 가장 가까운 침팬지와 비교해보면 그 증거를 찾을 수 있습니다.

침팬지와 인류의 유전자를 비교해보면 그 차이가 2퍼센트도 되지 않는다는 사실을 아시나요? 2퍼센트의 차이 안에 결정적으로 다른 부분이 있습니다. 바로 도파민과 관련된 신경의 유무입니다.

도파민은 과거의 기억이나 미래의 창조력 등의 인지능력과도 관련이 있습니다.

즉, 인간만이 도파민 덕분에 미래의 목표를 만들고 그 목표를 향해 한 걸음 한

걸음 나아가는 계획을 세워 실행에 옮길 수 있는 것이죠.

다만, 모든 인류가 똑같이 이렇게 노력하는가 하면 그렇지는 않을 겁니다. 몇 년이나 노력한 뒤에야 받을 수 있는, 아니, 받을지 못 받을지도 모르는 보상보다는 당장 손쉽게 얻을 수 있는 보상을 택하는 사람도 있겠죠. 이런 사람에게는 손쉽게 얻는 보상도 나름대로 감미롭고 매력적이기 때문에 한 번 그 보상을 받았다면 빠르게 중독되어버릴지도 모릅니다.

그리고 실제로 많은 사람이 스마트폰, 담배, 알코올 등 손쉽게 얻을 수 있는 보상을 날마다 원하고 있지 않나요?

하지만 몇 년이나 노력해야 얻을 수 있는 보상은 손쉽게 얻을 수 있는 보상과는 양적으로나 질적으로나 다릅니다. 예를 들어 오랜 기간 열심히 공부해서 가고 싶은 학교나 회사에 합격했을 때 얻는 보상은 특별하겠지요.

도파민의 분비량에는 한계가 없습니다. 그래서 일단 어려운 목표를 달성했다 하더라도 더욱 많은 도파민을 찾아 한층 더 높은 목표로 향할 수 있죠.

이렇게 노력으로 얻어지는 도파민이라면 그다지 문제가 되지 않습니다. 다만, 손쉽게 손에 들어오는 보상만을 끊임없이 찾게 되었다면 이는 위험한 징후입니다. 이유는 뒤에서 설명하도록 하겠습니다.

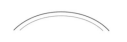

활력 스위치!
도파민이 우리의 심신에 가져오는
긍정적 작용

: 인지능력을 높여준다

뇌의 다양한 영역에 작용하는 도파민은 인지능력에도 영향을 미칩니다.

종종 어린 시절 친구들에게 괴롭힘을 당하거나 놀림을 받았던 안 좋은 기억으로 힘들어하는 사람들을 만나곤 합니다. 그때의 힘들었던 감정이 잊히지 않는 것이겠지요. 이처럼 안 좋은 감정과 함께 남은 기억은 세월이 흘러도 잊히지 않습니다.

그런데 운동을 하면 도파민이 늘어나면서 부정적인 기억으로 인한 고통을 완화하는 데 잠재적인 도움을 줄 수 있다고 합니다.

장기 기억을 담당하는 '해마'에 도파민이 증가하면 신경이 새롭게 만들어져 부정적인 기억에 대한 감정적 반응을 약화시킬 수 있기 때문이죠(해마에 새로운 신경이 만들어지는 것은 부정적인 기억으로 고통받는 사람들에게 도움이 된다고 알려져 있다 — 편집자). 쥐를 이용한 실험에서는 1주일 정도의 운동만으로도 그 효과가 인정된 바 있습니다.

반대로 **기분 좋은 기억이 정착되게 돕기도 합니다.** 쥐를 이용한 실험에서 도파민이 보상을 손에 넣었을 때의 기억을 강화한다는 사실이 밝혀졌습니다. 예를 들어 과거에 복권을 여러 장 사서 10만 원에 당첨되었다고 가정하겠습니다. 그러면 그 사람은 '복권은 ○장 정도 사면 ○원 정도는 당첨된다'라는 법칙을 학습해 다음번에도 그 법칙에 따라 복권을 사게 될 겁니다. 과거에 보상받은 체험을 통해 '학습'하고 장래에 받게 될 보상을 '예측'해서 현재의 행동 결정에 관여하는 거죠.

그리고 실제로 아직 보상을 받지 못했더라도 그 보상을 눈으로 보기만 하면 기억이 되살아나 도파민이 늘어난다고 합니다. 즉, 도파민은 얻을 수 있을지 없을지는 모르지만 **보상이 손에 들어올지도 모른다는 기대감에, 보상을 획득하고자 행동할 때 분비량이 많아집니다.** 하지만 막상 보상을 손에 넣게 되면 분비량은 줄어듭니다.

: 주의 집중력을 높여 일이나 학습에 매진하는 능력을 키운다

도파민은 행동과 동기 부여를 일으키는 호르몬으로 다양한 자극에 주의를 기울여 새로운 정보를 잘 받아들이게 합니다. 그 과정에서 주의의 폭을 넓힐 수 있도록 탐구심, 창조성, 사고의 유연성을 낳고 뇌 안에서의 신호 전달을 조절해 주의력과 집중력을 높입니다. 따라서 도파민의 균형이 적절히 유지된다면 어느 특정한 일에 주의를 기울이고 집중해 일이나 공부에 매진하는 능력을 향상시켜줄 수 있죠.

: 창조성을 높인다

종종 파킨슨병 환자들에게서 창조성이 높아지는 경우가 있는데, 이는 파킨슨병 환자들이 도파민을 늘려주는 약을 먹기 때문입니다. 지금까지 써본 적 없던 시를 쓰거나, 그림을 그리기도 하지요. 도파민이 뇌 효율성을 향상시켜 지금까지 사용되지 않았던 영역이 활동을 시작하기도 하는 거죠.

현실 세계의 법칙을 무시한 기상천외한 꿈의 일부도 도파민이 만들어내는 몽상 속 세계일 수 있습니다. 꿈에는 도파민을 포함한 다양한 신경전달물질이 복합적으로 작용하니까요.

아마도 도파민은 있는 그대로, 혹은 꿈의 형태로 수많은 예술작품의 영감이 되어주었을 겁니다.

: 알레르기 반응이 억제된다

이 책을 읽고 있는 분 중에도 꽃가루 알레르기나 아토피성 피부염, 기관지 천식 등으로 고생하는 사람이 많을 겁니다. 이런 알레르기 질환은 스트레스를 느끼면 증상이 심해지는 경향이 있죠. 하지만 반대로 긍정적인 기분을 느끼면 증상이 완화될 수 있다고 합니다.

실제로 야마나시대학의 나카오 아쓰히토는 알레르기 질환 관련 연구에서 쥐에게 설탕물을 먹이거나 도파민을 만들어내는 약을 투여해 도파민을 분비시켰습니다. 그리고 인공적으로 두드러기를 일으켰죠. 그러자 도파민을 분비시킨 쥐는 두드러기 증상이 감소했다고 합니다.

평소 행복한 기분으로 도파민을 늘리는 삶을 살아가다 보면 알레르기 증상도 자연히 가벼워지는 듯합니다.

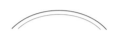

도파민과
다른 행복 호르몬의 관계

: 페리퍼스널 스페이스의 법칙

지금 바로 눈앞의 아래쪽을 한번 바라보세요. 무엇이 보이나요? 책상, 바닥, 의자 등이겠죠. 이번에는 위로 시선을 올려다보세요. 무엇이 보입니까? 천장, 창문, 혹은 창문 밖으로 파란 하늘이나 태양도 보일지 모릅니다. 이는 단순히 위아래 차이가 아닙니다. 여기서는 도파민과 다른 행복 호르몬의 관계를 설명하기 위한 개념 중 하나인 페리퍼스널 스페이스*peri-personal space*에 대해 소개하겠습니다.

인간의 뇌는 자신의 손이 닿는 범위에 놓인 것을 인식할 때와 그보다 멀리 떨어진 것을 인식할 때 전혀 다른 기능을 사용합니다. 먼저, 손이 닿는 범위 안의 공간을 페리퍼스널 스페이스라고 하며, 페리퍼스널 스페이스 안에 있는, 즉 자신의 손이 닿는 범위 안에 있는 사물의 위치, 형태, 움직임 등을 매우 정확하게 파악합니다. 그래서 단순히 가까운 것이 아니라 우리 신체와 일체감마저 느껴지게 하죠. 이를 통해 이 공간 안의 사물을 잡거나 움직이는 등의 행동을 효율적으로 할 수 있습니다.

또한, 페리퍼스널 스페이스 범위에 있는 것은 '지금, 여기'에서 포착할 수 있는 것입니다. 예를 들어 눈앞의 커피 잔을 만졌을 때의 감촉은 '지금, 여기'에서만 느낄 수 있죠. 과거의 감각이나 미래의 감각은 기억하고 상상할 수 있을 뿐 실제로 느끼기란 불가능하지만, 눈앞의 책상에 놓인 커피에서는 향긋한 향기도 맡을 수 있고, 입에 머금으면 쓴맛과 산미, 온도도 느낄 수 있습니다. 손이 닿는 거리에 놓인 커피는 오감을 사용해 깊게 즐길 수 있는 거죠.

이렇듯 '지금, 여기'에서 느낌에 따라 얻게 되는 행복은 도파민을 제외한 **엔도르핀, 세로토닌, 옥시토신의 작용과 관련이 있습니다.**

그럼 페리퍼스널 스페이스 밖에 있는 것은 어떨까요? 손을 뻗어도 만질 수 없습니다. 거리가 멀어지면 멀어질수록 상상하거나 짐작하는 것 외에는 알 길이 없어집니다.

5미터 떨어진 테이블에 놓인 커피는 맛도, 향기도, 온도도 느껴지지 않겠죠. 시각적으로 볼 수밖에요. 어떤 맛인지는 커피를 마셨던 과거의 경험을 통해 기억을 떠올릴 수밖에 없습니다. 우주비행사가 마시고 있는 커피는 어떨까요. 볼 수조차 없으니 상상할 수밖에 없습니다. 이는 '지금, 여기'에서의 체험은 아닙니다. 적어도 '여기'에는 없죠.

도파민은 이처럼 무언가를 상상하는 추상적인 마음의 작용에 관여합니다.

: 시소의 법칙

도파민과 나머지 행복 호르몬은 아래 그림처럼 시소의 관계에 놓여 있습니다.

도파민 수치가 높거나 도파민의 작용이 강해서 자주 장래의 일이나 추상적인 일을 떠올리는 '도파민형'은 '지금, 여기'에서의 일에 그다지 흥미가 없습니다. 반대로 도파민의 작용이 약한 사람은 상대적으로 나머지 세 종류의 행복 호르몬의 작용이 강해 '지금, 여기'에 관심이 있으며 삶을 즐기는 경향이 있습니다.

예를 들어 도파민이 많은 사람은 '인류'에게는 흥미가 있지만, 바로 '눈앞의 사람'에게는 그다지 관심이 없습니다. 반대로 도파민이 적은 사람은 눈앞의 사람을 사랑하는 데 흥미가 있지만 인류애나 인류에게는 특별한 관심이 없죠.

실제 연구에서도 종교에 독실한 사람은 그렇지 않은 사람보다 도파민이 많다는 사실이 밝혀진 바 있습니다. 종교는 천국이나 인류애 등 개인을 초월한, 추상적이며 손이 닿지 않는 대상을 다루기 때문입니다.

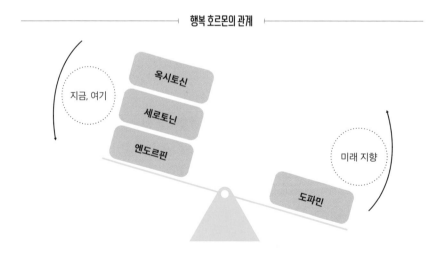

행복 호르몬의 관계

도파민은 우리를 움직이는 매우 강력한 호르몬입니다. 따라서 위 그림의 시소처럼 도파민에게 지배당해버리면 막고 싶어도 막을 수 없는 의존증 상태에 빠져 스스로 제동을 걸지 못하게 될 위험이 있습니다. 그러지 않기 위해서는 나머지 세 호르몬과의 균형을 취하는 것이 중요합니다.

간단히 말하자면, 의식을 '지금, 여기'의 감각으로 돌리는 것이며, 이 책에서 소개하는 30가지 행복의 기술을 두루두루 실천하는 것이 도움을 줍니다.

: 세트의 법칙

시소 관계에 놓여 있는 도파민과 나머지 행복 호르몬을 짝지어 세트로 생각하면 효율적으로 더 오래 행복감을 지속시킬 수 있습니다. 첫 번째로 도파민과 옥시토신 세트를 알아보겠습니다.

① 도파민과 옥시토신(한계효용체감의 원칙)

좋아하는 맥주, 혹은 음료수를 마실 때 처음 한 모금은 무척이나 맛있지만 두 모금, 세 모금은 어떤가요? 마시다 보면 처음에 비해 만족도가 줄어들지 않나요? 이는 원하는 것을 손에 넣으면 행복해지지만, 이를 반복적으로 경험하게 되면 그 만족감이 점차 줄어들기 때문입니다.

연애나 결혼 등 복잡한 감정과 상호작용이 필요한 관계에서도 마찬가지입니다. 특히 뜨겁고 가슴 떨리는 연애 초반, 도파민이 샘솟는 이런 관계는 호르몬의 작용으로 봤을 때 18개월도 지속되기 어렵습니다. 그 뒤로는 도파민이 아니라 옥시토신의 영향을 받는 잔잔한 유대감을 즐기는 관계로 변해가지요.

따라서 연애를 시작해 도파민이 많이 분비될 때 옥시토신도 함께 분비될 수 있게 신경쓴다면 도파민이 고갈된 후에도 옥시토신은 꾸준히 분비되어 관계를 안정적으로 유지하는 데 도움을 줄 수 있습니다. 다음 장에서 설명할 옥시토신 늘리는 방법들을 활용해 함께 있을 때 마음이 차분해지는 관계를 쌓아두면 좋겠죠. 예를 들어 스킨십이나 음악 듣기 등의 방법이 있습니다.

② 도파민과 엔도르핀

도파민과 엔도르핀은 어떨까요?

엔도르핀은 지금 한 일에 대한 보상으로 분비되는 반면 도파민은 '좀 더 나은 것', '좀 더 가치 있는 것'을 목표로 하는 동기 부여 작용을 합니다. 두 호르몬의 특성을 이해한다면 도파민과 엔도르핀이 모두 분비되게 하는 것이 우리에게 더 유익하다는 것을 알게 될 겁니다.

예를 들어 이루고 싶은 큰 목표가 있고, 이를 달성하려면 1년쯤 걸린다고 가정하겠습니다. 그렇게 먼 훗날을 향해 지금부터 계속 노력하기란 쉽지 않죠. 따라서 1년 뒤의 계획을 단기 계획으로 나누어 반년 뒤의 목표, 1개월 뒤의 목표, 일주일 뒤의 목표로 나누면 계속 도파민이 분비됩니다.

그리고 '오늘의 목표는 여기까지!'라고 단기 계획을 설정한다면 하루의 목표를 달성함에 따라 엔도르핀의 보상도 맛볼 수 있을 것입니다.

다시 말해, 도파민은 장래의 만족을, 엔도르핀은 즉각적인 적시의 만족을 얻을 때 분비된다는 차이가 있습니다. 도파민과 엔도르핀을 세트로 생각하는 것은 다이어트나 자격증 취득 같은 장기 목표를 달성하기 위한 중요한 사고방식 중 하나라 할 수 있습니다.

③ 도파민과 세로토닌

　마지막으로 세로토닌과의 관계입니다. 도파민은 사람이 목표를 향해 달려가도록 하는 액셀 역할을 하는 반면, 세로토닌은 브레이크의 역할을 합니다. 뒤에 나올 '의존증 경향'이란 도파민이 과잉 분비되어 세로토닌이 브레이크 역할을 제대로 못 해 생기는 현상입니다. 그럴 땐 세로토닌을 늘려 브레이크를 잡아줄 필요가 있죠. 의존증은 요즘 특히 문제가 되고 있으므로 뒤에서 더 자세히 살펴봅시다.

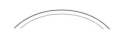

도파민 과잉 시대
: 의존증의 구조

도파민 신경은 쾌락을 얻기 위해 행동을 일으킵니다. 그리고 그 행동의 결과로 만족감을 얻었다면, 뇌는 그 행동을 멈추도록 신호를 보냅니다. 이는 생존에 필수적인 행동들을 강화하는 뇌의 자연스러운 보상 시스템입니다.

그런데 이때 강한 쾌락을 여러 번 반복적으로 느끼다 보면, 뇌는 '항상성'이라는 자연적인 메커니즘에 따라 도파민을 받아들이는 수용체의 수를 점차 줄여 같은 자극에 대한 쾌락의 강도를 낮추려고 합니다. 그렇게 되면 이전과 같은 만족감을 느끼기 어려워지고, 뇌는 쾌락을 더 느끼기 위해 더 많은 도파민을 요구합니다. 결국 도파민 분비를 늘리기 위해 이전의 쾌락 행동을 더욱 강렬하게, 혹은 더 자주 반복하도록 우리를 움직이게 합니다. 이런 과정이 반복적으로 일어나면서 뇌의 보상 시스템이 비정상적으로 작동하게 되죠. 이것이 의존증이 생기는 구조입니다.

많은 사람이 겪고 있는 의존증을 예로 들어 도파민 과잉 분비와 의존증의 구조에 대해 더 자세히 알아보겠습니다.

• 알코올 의존증

술을 좋아하는 사람은 많지만 그중에는 의존증에 빠지는 사람과 그렇지 않은 사람이 있습니다. 의존증에 빠지는 사람은 보통 처음부터 알코올 도수가 높은 술을 마시고 싶어 합니다. 그리고 기억이나 의식이 사라질 때까지 독한 술을 연거푸 들이키죠. 도파민에 따른 쾌감은 알코올이 뇌로 들어가는 속도가 빠를수록 높아지기 때문에 술의 맛을 느끼기 위해서가 아니라 취하기 위해 독한 술을 빠르게 마시는 셈입니다.

하지만 도파민의 쾌감이 강하면 강할수록 고갈되었을 때의 허전함과 갈망(고갈감)도 강해집니다. 그래서 취기가 가셨을 때의 그 느낌을 없애기 위해, 다시 말해 취기가 가시지 않도록 계속해서 술을 마시는 거죠. 약물중독도 같은 현상이 일어납니다.

• 비만과 섭식 장애(음식 의존증)

모든 사람이 그런 것은 아니지만 비만인 사람은 도파민 분비량과 도파민 수용체 수가 적다고 알려져 있습니다. 좋아하는 음식을 먹더라도 도파민의 쾌감을 좀처럼 얻지 못해 과식하게 되고 결과적으로 살이 찌는 것이죠. 이처럼 섭식장애 역시 도파민 의존증의 일종이라 할 수 있습니다.

실제로 약물을 이용해 인위적으로 뇌의 도파민을 늘리면 식욕이 저하되고, 반대로 도파민을 줄이면 식욕이 왕성해집니다.

: 중독

좀 더 자주 접할 수 있는 예를 들어보자면 정서적 의존증으로서의 중독도 있습니다.

식품화학자인 후시키 도오루는 중독에 대해 다음과 같이 말합니다.

"중독 행동의 원동력은 맛있는 것을 기대함에 따라 뇌 안에서 만들어지는 도파민이다. 도파민이 많이 분비되면 분비될수록 중독은 심각해진다."

중독되기 쉬운 식품은 두 종류가 있습니다. 그중 하나는 식품 그 자체에 중독을 유도하는 물질이 함유되어 있는 경우입니다. 이를테면 콜라, 커피 등에 함유된 카페인이나 알코올음료에 함유된 에탄올 등의 물질은 보상계에 직접적으로 작용해 도파민 분비를 촉진합니다. 그러면 각성 수준이나 집중력이 좋아지지만, 거기에 의존하게 되는 중독적인 경향을 보이기도 하지요.

다른 한 가지는 미각이나 후각, 식감 등의 감각적 자극 또는 음식물을 섭취한 후 영양이 보충됨에 따라 분비되는 쾌락물질, 즉 엔도르핀의 영향으로 쾌감이 높아지면서 중독되는 경우입니다.

예를 들어 달콤한 당류(초콜릿, 케이크 등), 흡수 후 칼로리가 보충되는 유지류

(마요네즈나 튀김, 감자칩 등 기름에 튀긴 음식), 캡사이신처럼 자극적인 통증 유발 물질(김치, 매운 음식 등)은 엔도르핀을 분비시키기 때문에 중독되기 쉽죠.

중독이 반드시 나쁜 것은 아니지만, 엔도르핀만을 추구해 어느 특정한 음식물만을 먹는 것은 역시나 균형적으로 좋지 않으며 건강에도 좋지 않습니다.

이외에도 약물, 니코틴, 알코올, 도박 등이 강한 쾌감을 준다고 알려져 있습니다. 그뿐만 아니라 쇼핑 의존증, 연애 의존증 등 우리의 모든 행동이 도파민에 의해 의존증에 빠질 위험이 있습니다.

예를 하나 들어보자면, 아이를 꾸짖는 행위 역시 규정된 의미는 아니지만 의존증으로 발전할 수 있다는 이야기를 들어보셨나요?

누군가를 꾸짖는 것은 상대방을 자신의 생각대로 하게 만드는 효과가 있습니다. 그래서 질책을 통해 상대방이 자기 뜻대로 움직이고, 사과까지 한다면 혼낸 사람(부모)은 만족감을 느끼게 되겠죠. 이렇게 혼을 낸 후 사과하게 만들어 자기 뜻대로 하게 만드는 데 쾌감을 느끼다 보면 어느새 그것에 중독되고 의존하게 됩니다.

이런 상황이 반복되고 습관화되면 상대의 사소한 행동에도 흠을 잡아 꾸짖어서 잘 따르게 만드는 행동을 반복하게 되죠. 그리고 그 행동에 제동이 걸리지 않아 학대로 이어질 수 있는 겁니다.

: 게임 의존증

게임은 그야말로 도파민을 계속 분비시키기 위해 만든 결과물이라고 해도 과언이 아닙니다. 레벨을 올리거나 점수를 모아서 더욱 강해지고 상대방과 경쟁하면서 엔도르핀의 보상을 받아 즐거움을 만끽할 수 있죠.

이렇게 게임의 세계에 취해 도파민이 지나치게 분비된 결과, 의존증에 빠지는 사람이 끊이지 않고 있습니다.

일본에서 처음으로 의존증 전문 외래를 개설한 구리하마 의료 센터의 명예 원장, 히구치 스스무에 따르면 진료를 받는 환자의 90퍼센트는 게임, 특히 인터넷상에서 타인과 함께 플레이하는 온라인 게임 의존증이라고 합니다. 게임을 함께 하는 동료들과 교류를 갖거나 전 세계 참가자들의 순위가 표시되는 등 끊임없이 게임을 하고 싶게 만들고, 반복하게 만드는 매력적인 요소가 있기 때문일 겁니다.

또 인도네시아의 정신의학자 마리아타마의 연구에 따르면 온라인 게임 의존증에 빠진 청년의 뇌는 약물 의존증에 빠진 사람과 같은 양상을 보인다고 합니다. 앞서 언급했듯이 대량의 도파민이 계속해서 분비되면 뇌는 쾌락을 줄여서 균형을 맞추고자 도파민 수용체의 효과를 낮춰버리는데, 그로 인해 더 많은 도파민을 찾아 점점 더 게임에 빠져드는 것이지요.

게임을 하면 할수록 계속해서 더 많은 도파민을 갈구하지만, 생산량이 따라잡지 못하면서 어느새 도파민을 생산하는 신경에 이상이 생겨버립니다. 이 경우 분비량 역시 줄어들기 시작하고 최종적으로는 도파민의 분비도, 수용 능력도 저하되는 최악의 상황에 빠집니다. 심하면 도파민이 주는 의욕이나 행복감을 느끼지 못하고, 우울한 상태에 빠져버리게 되죠.

앞선 연구에 따르면 실제로 게임 의존증에 걸린 환자는 게임을 하는 동안에는 이전에 좋아했던 취미나 다른 활동에 흥미를 잃었다고 대답했습니다. 그리고 게임 중에는 피로, 배고픔, 목마름 등의 감각도 무시했죠. 이 또한 도파민의 영향입니다. 게임이라는 가상현실 속 세계에 매몰되어 시소의 균형이 무너진 결과죠.

이러한 폐해가 걱정되어 게임을 추천하지는 않습니다만, 보드게임처럼 전 연령대가 함께 즐길 수 있는 게임은 나쁘지 않다고 생각합니다. 옥시토신도 분비시켜 앞서 설명한 시소의 균형이 맞춰지므로 일상의 행복감을 채워줄 수 있으니까요. 또한, 이러한 게임은 이기든 지든 단시간에 끝나므로 도파민에 의해 가상 세계에 빠져들었다 하더라도 엔도르핀이나 옥시토신도 함께 분비되어 현실의 감각이 앞서게 됩니다.

여기에 게임 의존증의 위험을 줄일 만한 힌트가 있습니다. 어디까지나 '내가 게임을 하고 있다'라는, '지금, 여기'에서의 신체 감각입니다.

: 의존증을 극복하려면? 시소의 법칙을 기억하자!

도파민 의존 패턴에서 벗어나 건강한 삶을 되찾으려면 어떡해야 좋을까요?

도파민과 세로토닌은 반대되는 작용을 합니다. 예를 들어 공복일 때, 도파민은 행동하게 만드는 동기 부여 역할을 해 음식에 손을 대도록 하지만, 반대로 세로토닌은 안정과 만족감을 느끼게 하는 물질로 움직임을 억제해 에너지 소모를 줄이는 방향으로 작용하죠.

의존증은 한편으로 고독감이나 마음의 공백, 불안정함을 메우려는 듯 특정한 행동에 집착하고 의존하게 되는 상태라 할 수 있습니다. 이때 도파민은 그 '행동'에서 쾌락을 느끼게 해 의존성을 높입니다. 따라서 **세로토닌을 늘려 그**

행동에 제동을 걸고, 마음의 안정을 찾아주면 도움이 됩니다.

　국립 정신·신경의료 연구센터의 마쓰모토 도시히코에 따르면 자신의 '소중한 것 순위'에서 맨 위쪽에 의존의 대상이 오게 되면 의존증일 가능성이 높다고 합니다. 이는 의존증에 걸린 사람에게서 공통적으로 나타난 현상이었죠. 가족이나 사랑하는 사람보다도 의존의 대상이 상위를 차지한다는 말은 도파민이 과도하게 분비되어 정상적인 인지 판단이 불가능해졌다는 증거이기도 합니다.

　이렇게 의존증에 휩싸였다면, 시소의 법칙을 떠올리세요. 시소의 법칙에 따라 '지금, 여기'의 세 가지 행복 호르몬을 늘리면 도파민 폭주를 막는 데 도움이 됩니다.

　미국의 정신의학자 맥레이의 연구에 의하면 마리화나 의존증 환자에게 인공적으로 만든 옥시토신을 투여한 결과, 실제로 마리화나를 피우고 싶다는 욕구가 저하되었다고 합니다.

　여러분 혹시 의존증 환자가 뭔가를 갈망하게 되는 주요 원인이 무엇인지 아시나요? 바로 스트레스입니다. 스트레스는 의존증 환자에게 트리거(어떤 사건이나 자극을 유발하는 원인 또는 계기)로 작용합니다.

　이때 스트레스를 완화해주는 옥시토신의 분비를 촉진하면 욕망을 줄일 수 있는 거죠. 마리화나가 아닌, 헤로인이나 코카인 중독자들에게 옥시토신을 투여했을 때도 같은 효과를 얻었습니다.

　'지금, 여기'의 세 가지 호르몬을 늘리는 방법은 각 장을 참고하기 바랍니다. 또한 7장에서 소개하는 운동과 마음챙김 모두 의존증 치료에 효과적임이 밝혀진 바 있으니, 의존증 경향이 의심된다면 스스로 계속 할 수 있는 방법을 찾아 일상에서 실천해 봅시다.

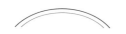

뒷담화도 도파민 중독?!

험담을 즐기는 사람은 늘 주변에 꼭 하나씩 있기 마련입니다. 심리적 측면으로 들여다보면, 뒤에서 욕을 하거나 남을 괴롭히는 사람은 타인에 비해 자신이 뒤떨어진다는 생각, 즉 열등감과 질투심으로 이런 행동을 하는 경우가 많습니다. 자기긍정감이 낮은 사람이라고 볼 수 있겠죠.

그런데 뒤에서 남을 욕하는, 일명 뒷담화도 의존증일 수 있다고 합니다.

험담을 하면 일시적으로 도파민이 분비됩니다. 그래서 기분이 좋아지고 흥분되는 거죠. 하지만 계속 언급했듯, 도파민의 무서운 점은 그것에 금세 익숙해져버린다는 겁니다. 갈수록 더욱 거친 험담을 하지 않으면 도파민은 분비되지 않게 되고, 나날이 되풀이되면서 점점 더 과격해집니다.

하지만 누구나 한 번쯤은 신나게 험담을 늘어놓으면 스트레스가 풀리는 것 같다고 느껴본 적이 있을 거예요. 그런데 사실 험담을 반복하는 사람은 항 스트레스 호르몬인 코르티솔 수치가 상승합니다. 결과적으로 스트레스를 늘리고 뇌에 상처를 입히며 수명을 단축시킬 위험성이 있는 거죠.

관련 연구 결과도 있습니다. 동핀란드대학의 연구에 따르면 남을 비아냥거리거나 비판하는 경향이 강한 사람이 일반적인 사람에 비해 치매에 걸릴 위험성은 3배, 사망률은 1.4배나 높다고 합니다. 비슷한 맥락으로 평소에 쉽게 화를 내는 사람 역시 치매의 위험성이 높다는 사실 역시 알려져 있습니다.

괴롭힘이나 학대도 유사한 현상입니다. 모두 자신보다 약한 상대를 상처 입히고 굴복시켜서 자신이 우위임을 확인하려 하는 것이죠. 이때는 도파민뿐만 아니라 상대방보다 우위를 차지하면 분비되는 세로토닌도 영향을 미칩니다. 이렇게 한번 세로토닌의 만족감이나 도파민의 쾌감을 느끼면 그러한 행위는 멈출 수 없고, 점점 심해지고 맙니다.

또 다른 사실은, 사람마다 개인차가 있겠지만 괴롭힘이나 학대를 저지르거나 남의 험담을 즐기는 사람은 대부분 자기긍정감이 낮을 뿐만 아니라 세로토닌 수치가 평균 이하일 가능성이 있다는 점입니다.

이는 자라면서 양육자로부터 긍정적으로 인정받은 경험이 적어 스스로를 긍정적으로 인정하지 못하기 때문인 경우가 많습니다. 그래서 손쉽게 자신의 우위성을 확인할 수 있는 약한 상대를 찾아내, 그 상대를 괴롭혀서 세로토닌을 늘리는 것입니다. 세로토닌의 부정적인 일면이라고 할 수 있죠.

만약 나도 모르게 이처럼 험담에 의존하고 있는 것 같다면 셀프 컴패션*self compassion*(자기 자신을 배려하는 마음)으로 자기긍정감을 높여보세요. 또한, 이 책에서 소개하는 셀프 터치도 자기긍정감이나 자기애를 키우는 데 효과적입니다.

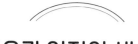

의욕과 열정이 샘솟는
도파민 부스팅

도파민은 뇌를 흥분시키듯이 작용합니다. 그래서 과도하게 분비되면 자기 의지를 벗어나 끊임없이 쾌락을 찾는 경우가 있습니다. 그리고 항상 많은 양의 도파민을 원하게 된 결과, 앞서 설명한 것처럼 의존증에 걸리기 쉬워지는 경향이 있죠.

의존증뿐만이 아닙니다. 조현병에 걸리기 쉽고, 조증, 운동과다증, 강한 성욕, 불안 등의 증상이 나타날 수 있으며, 무의미하다는 사실을 알면서도 그만두지 못하는 강박장애 역시 도파민이 과도하게 분비되는 상태입니다.

도파민 부족도 우리 몸에 나쁜 영향을 미칩니다. 우울증이나 파킨슨병으로 이어질 가능성이 있습니다. 도파민 수치가 저하되면 움직임이 나빠지기 시작해 근육의 경련이나 경직이 나타나는데, 이는 도파민을 생성하는 신경세포가 점차적으로 소실되면서 발생하는 파킨슨병의 특징이기도 하죠.

그 이유는 계속 언급한 것처럼 도파민은 '움직이는 것'과 관련이 있고, 운동 기능을 조절하는 데 핵심적인 역할을 하기 때문이에요.

동물 실험의 경우 레버를 밀면 먹이를 받을 수 있다는 습관을 갖고 있던 쥐에게서 도파민을 만들어내는 신경을 손상시키자 더 이상 먹이를 찾아 행동하지 않게 되고 말았습니다. 보상을 얻기 위해 레버를 미는, 능동적인 노력을 하는 데 핵심적인 역할을 했던 도파민이 없어지자 기대감이나 동기가 느껴지지 않게 되었던 것이죠. 의욕이 사라진 상태와 같습니다. 이후 관련 연구를 통해 도파민과 우울증 사이에 연관성이 있다는 사실도 밝혀졌습니다.

그 외에도 도파민 부족 시 성적 충동의 저하, 환각, 망상 등의 증상이 일어날 가능성이 있습니다. 우리 뇌는 도파민이 균형을 이룰 때 최적의 기능을 발휘합니다. 너무 많아도, 너무 적어도 문제가 될 수 있죠.

그렇다면 도파민을 균형적으로 분비시켜 의욕과 열정이 샘솟는, 긍정적 효과를 누리려면 어떻게 해야 좋을까요?

ⒹⓄⓈⒺ 행복의 기술 1

: 무엇이든 즐기는 마음가짐으로!

사람은 뭔가 즐거운 목표를 가졌을 때 가슴이 두근거리게 됩니다. 즐거운 목표를 생각하는 것 그 자체로 도파민이 분비되었기 때문이죠. 만약 일상이 무기력하다면 의식적으로라도 그 안에서 가슴이 뛰는 방법을 찾아내는 습관을 만들어보세요. 아무리 사소한 것이라도요. **긍정적인 감정으로 무엇이든 즐**

기는 **습관을 갖는 것**은 도파민 균형에 도움을 줍니다.

예를 들어 만약 매일 단조로운 업무를 하는 사람이라면, '여기까지 완벽하게(혹은 1시간 만에) 끝내거든 쉬면서 좋아하는 디저트와 커피를 마시자'라는 규칙을 만들어봅시다. 그러면 보상을 손에 넣기 위해 눈앞의 일을 **빠르게**, 완벽하게 해내고 싶은 기분 좋은 의욕이 생길 거예요.

제 개인적인 이야기로 조금 쉽게 설명해볼까요?

저는 대학에서 심리학을 가르치고 있습니다. 100분의 대장정은 학생이나 가르치는 저에게나 모두 상당한 고역이지요. 끊임없이 이야기하다 보면 어느새 수업 시간은 저도 학생도 재미없는 지루한 시간이 되고 맙니다. 그런 악순환을 끊어내고자 한 가지 아이디어를 짜냈습니다. 우선 100분의 수업을 짧게 네 구간 정도로 나누었습니다. 그런 후 각각의 주제에 맞게 설명을 하고 학생들끼리 구체적인 예를 찾아내 발표하게 했습니다.

그러자 학생들의 눈은 금세 반짝이기 시작했고, 활기차게 이야기를 나누면서 100분이 순식간에 지나갔습니다. 이렇게 해서 학생은 물론이고 저 또한 수업에 의욕적으로 참여할 수 있게 되었습니다.

똑같은 일이라도 조금만 머리를 굴려보면 도파민이 분비되어 가슴이 두근거리는 체험을 할 수 있다는 뜻입니다.

한 가지 예가 더 있습니다. 저는 매일 아침 편도로 두 시간이나 걸려 학교까지 출퇴근을 합니다. 그러다 보니 어느 순간 출근길이 견디기 힘들 정도로 지긋지긋했죠. 그래서 통근 시간을 즐기기 위한 아이디어를 떠올렸습니다. 출근길에 좋아하는 책을 읽을 수 있도록 잔뜩 사거나, 재미있었던 팟캐스트나 좋아하는 음악을 다운받는 것입니다. 혹은 시간이 없어 미루었던 영어 시험에 도전하고자 영어 회화 공부를 하기도 했죠. 환승역에서 대기하는 시간에는 계단을 여러 번 오르내리며 하루 운동 시간을 채우기도 했습니다.

단순히 시간이나 때울 요량으로 뭔가를 하기보다는 영어 시험에 도전한다거나, 책 한 권 다 읽기 같은 구체적인 목표를 갖고 행동할 때는 그 시간이 무척이나 충실하고 즐겁게 느껴졌죠.

똑같은 일이라도 조금만 새로운 각도로 바라보면 도파민이 분비되어 가슴이 두근거리는 체험을 할 수 있습니다.

⒟⒪⒮⒠ 행복의 기술 2

: 자유여행을 떠나자

여행은 도파민을 샘솟게 하는 최고의 수단입니다. 특히 가고 싶은 목적지를 직접 정하고 그곳에 가기 위해 자유롭게 계획을 짜는 자유여행을 추천합니다.

어디로 떠나야 할지 모르겠다면, 일단은 자신이 좋아하는 일을 경험할 수 있는 행사가 열리는 곳이나 좋아하는 음식을 먹을 수 있는 곳 등을 목적지로 삼아봅시다. 그리고 열차, 비행기 또는 배를 타보는 등 그곳에 가는 과정도 함께 즐겨봅시다.

단, 도파민은 처음에 목표를 달성했을 때 최대한으로 분비된다는 점을 기억하세요. 좋아하는 것이라도 같은 체험을 두 번 하면 도파민은 반감해버립니다. 그러니 '처음'을 한껏 즐기세요.

도파민을 두 번째, 세 번째 체험에도 분비시키기 위해서는 조금씩 방식을 달리해서 목표에 다가가도 좋습니다. 가령 바다가 아름다운 여행지에서 스쿠버다이빙 하는 것을 즐길 경우, 첫 번째와 두 번째는 다른 장소를 선택하는 겁니다. 첫 번째는 그럭저럭 가고 싶은 장소, 두 번째는 그보다 더 가고 싶었던 장소로 정하는 식으로요. 그리고 조금씩 목표에 다가가다 마지막에는 가장 가고 싶었던 장소로 목표를 정해봅시다. 그러면 여행의 마지막까지 도파민이 주는 행복감을 즐길 수 있을 겁니다.

ⒹⓄⓈⒺ 행복의 기술 3

: 상상만으로 도파민 터지는 장기 계획을 세우자

여러분은 현재의 삶에 충분히 만족하고 있나요?

아마 대부분은 좀 더 갖고 싶은 것, 하고 싶은 일이 있을 겁니다. 그중에서 **가능하다면 장기적인 계획이 필요한 일을 찾아봅시다.** 셀프 인테리어, 자격증 따기, 이직하기, 대학원 진학하기 등이 있겠죠. '1년 안에 5킬로그램을 빼기' 같은 목표도 좋습니다. **목표를 달성한 미래의 나의 모습을 상상하기만 하더라도 도파민은 분비됩니다.**

하지만 계획을 실천하기는 쉽지 않습니다. 사람은 현재의 상태에 쉽게 만족하는 동물이니까요. '귀찮아…', '난 지금 이대로도 충분해'라는 마음이 생기기 마련이죠.

그렇지만 인생을 풍요롭고 후회 없이 보내고자 목표를 만들고, 설령 어려운 목표라 해도 끝까지 완수하려는 자세 그리고 새로운 무언가를 시도하려는 의욕과 열정이 넘치는 자세를 갖는 것은 가슴 뛰는 삶을 사는 데 필요한 요소라고 생각합니다.

그러려면 계획을 세워 단계를 밟아나가야 하겠죠!

다음 4단계는 상상만으로도 도파민이 분비될 수 있게 도와줄 계획법입니다.

1단계 : 현재의 상황을 평가한다
2단계 : 현재의 상황을 받아들인다
3단계 : 이루고 싶은 이상적인 상황(목표)을 명확하게 그린다
4단계 : 목표를 달성하기 위한 계획을 짠다

이렇게 구체적으로 단계를 설정하면 목표 달성 확률도 매우 높아질 겁니다.

ⒹⓄⓈⒺ 행복의 기술 4

: 무엇이든 모아보세요! 수집하는 취미를 갖자

취미로 뭔가를 모아본 적이 있나요? 수집하는 취미는 도파민이 메마르지 않도록 돕습니다. 무엇이든 상관없습니다.

저는 어린 시절 수집 생활을 즐겼습니다. 야구 선수의 브로마이드 카드, 우표, 미니카, 철도 모형 등 항상 뭔가를 모으는 데 푹 빠져 있었습니다. 이러한 취미는 대부분 '달성'해야 할 목표, 즉 끝이라는 게 없고 모으면 모을수록 모으고 싶은 것이 계속 생기죠.

그저 취미로 모으는 것이니 실용성은 신경 쓰지 않아도 좋아요. 한편으로는 아무런 쓰임이 없어야 취미라 할 수 있는 것 아닐까 하는 생각도 듭니다. '좀 더 갖고 싶다'라는 마음으로 모으다 보면 도파민은 계속해서 분비됩니다.

예를 들어 직소 퍼즐을 모으고 만드는 취미는 어떤가요? '완성'이라는 목표

가 있는 이런 취미는 그 목표를 달성하는 순간 엔도르핀이 분비되어 성취감이나 행복감을 맛볼 수 있습니다. 다만, 그 행복감이 계속 이어지지는 않습니다. 도파민의 특성에 따라 목표를 달성하면 도파민은 줄어들고, 잠시 후면 또 다른 새로운 직소 퍼즐을 맞추고 싶어지겠죠.

어떻게 보면 수집과 직소 퍼즐은 비슷한 취미라고 볼 수 있습니다. 모두 작은 목표를 달성하는 것에서 기쁨을 느끼다 점차 큰 목표를 향하게 되니까요.

이때도 마찬가지로 의존증에 빠지지 않도록 주의해야 합니다. 항상 지갑 사정도 고려해가며 계획적인 취미 생활을 합시다. 만약 그런데도 내가 깊이 빠져드는 것 같다면, 앞서 소개한 4단계를 참고해 장기적인 계획을 세워보세요. 의존증에 빠지지 않는 데 도움이 될 겁니다.

Chapter
3
☺

사랑이 부족하다고 느끼나요?

신뢰 관계에서 오는 안정감과
깊은 유대감으로
평온한 행복감을 주는 행복 호르몬

유대 호르몬이자
사랑 호르몬

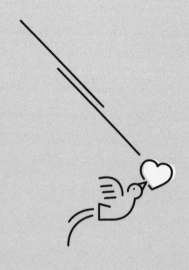

1906년 영국의 약리학자가 발견한 옥시토신은 '유대 호르몬'이나 '사랑 호르몬'이라는 별명으로 불립니다. 이는 **옥시토신이 타인을 향한 신뢰감이나 친밀한 관계를 쌓는** 데 중요한 역할을 하기 때문입니다.

옥시토신은 원래 출산할 때 자궁을 수축시키는 역할로 알려졌습니다. 그와 동시에 아이의 뇌에서도 분비되어 태어날 때의 고통을 완화하는 작용을 맡았죠. 그리고 더 나아가 미숙한 아기가 보살핌을 받기 위해 엄마와 특별한 유대감을 쌓는 애착 강화 작용을 하게 되었습니다.

하지만 엄마 혼자서는 아기를 키우기 어렵습니다. 그래서 미숙한 아기를 제대로 키우기 위해 배우자인 아빠와 친밀한 관계를 쌓고 유대감을 형성해 함께 육아를 하도록 만드는 작용도 하게 되었죠.

이러한 발전 과정을 통해 옥시토신은 타인과 신뢰 관계를 쌓고 친밀하게 교류하는 행위에서 기쁨을 느끼도록 진화한 것입니다.

옥시토신은 유대감을 쌓고 사랑을 전해주는 것 외에도 인생이라는 무대에서 여러 가지 중요한 역할을 합니다. 이 장에서는 우리 몸에서 옥시토신이 하는 다양한 역할과 삶에 긍정적 영향을 주는 일상 속 옥시토신 분비 방법에 대해 자세히 살펴봅니다.

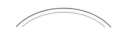

태어나서 죽을 때까지 중요한 역할을 하는 옥시토신

옥시토신은 아홉 개의 아미노산으로 이루어진 펩타이드(아미노산이 결합된 물질)로, 뇌내 시상하부에 있는 실방핵의 뉴런에서 만들어집니다. 그리고 하수체 후엽에서 뻗어 나온 신경종말에서 호르몬으로서 혈중에 분비되고, 온몸에 있는 옥시토신 수용체와 결합해 작용합니다. 또한 뇌의 다른 부분에도 도달해서 우리의 마음에 다양한 영향을 미칩니다.

옥시토신에는 다양한 효과가 있습니다. 인생이라는 큰 무대에서 여러 가지 중요한 역할을 하지요(88쪽 그림).

우선 앞에서 설명한 것처럼 출산할 때, 다시 말해 새 생명이 태어날 때 분비량이 많아져 자궁을 강하게 수축시키며 아이를 낳고 키우게 합니다. 그리고 호르몬 변화에 의해 모유가 만들어지게 하며 태어난 아기에게 부모 자식 간의 애착을 안정시키기는 데에 중대한 역할을 맡습니다. 만약 이때 옥시토신이 잘

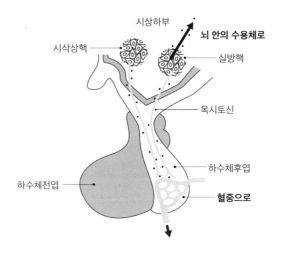

시상하부

뇌 안의 수용체로

시삭상핵

실방핵

옥시토신

하수체후엽

하수체전엽

혈중으로

분비되지 않으면 애착 관계가 불안정해지거나, 장래의 교우 관계 혹은 연인 관계 등에 영향을 미치기도 합니다.

사춘기·청년기에 접어들면 친밀한 교우 관계를 쌓거나, 남의 말을 신뢰하거나, 공감대를 높이거나, 이타적인 마음을 강화시키는 데 도움을 줍니다. **옥시토신 덕분에 신뢰 관계가 쌓이고, 공동체 생활 속에서 서로 돕고 도움받으며 조화롭게 사는 사회가 형성될 수 있는 것이죠.**

이어서 성인기가 되면 배우자를 선택하거나 배우자의 애정에 반응하여 서로에게 일체감을 느끼게 하고, 정자나 난자의 활동을 활성화시켜 임신 가능성을 높이는 데에도 도움을 줍니다. 남녀의 결혼과 임신, 출산에 중요한 호르몬이라 할 수 있죠.

나이가 든 이후에는 건강에 영향을 미칩니다. **갱년기에는 골다공증을 예방하**

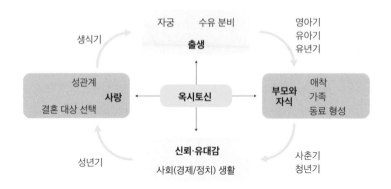

출처: 히가시다 하루히로 「사회적 기억과 자폐증-말초 옥시토신 투여에 따른 증상 개선과 CD38의 일염기치환」(2013).

거나 체내에 지방이 축적되지 않게 억제하는 작용도 합니다. 그리고 고령기에 접어들면 피부가 쉽게 건조해지는데, 옥시토신이 피부의 보호막 기능을 높여서 건조를 막아줍니다. 게다가 치매 행동 및 심리 증상(배회, 폭언, 공격성 등)을 억제해주는 작용까지 있죠.

이처럼 옥시토신은 유대감을 넘어, 인생의 각 단계에서 무척이나 중요한 작용을 하는 대단히 신기하면서 소중한 행복 호르몬입니다.

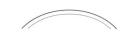

스트레스 관리에 중요한
호르몬

스트레스 완화 효과야말로 옥시토신의 중요한 작용 중 하나입니다.

먼저 스트레스를 느꼈을 때 신체에 어떠한 반응이 나타나는지 살펴봅시다.

뇌가 스트레스를 느끼면 시상하부에서 '부신피질 자극 호르몬 방출 호르몬 (이하 CRH)'이 분비됩니다. 그러면 하수체전엽에서 '부신피질 자극 호르몬(이하 ACTH)'의 분비가 촉진되고, ACTH는 혈액 안으로 들어가 부신피질을 자극해 항 스트레스 호르몬인 코르티솔의 분비를 촉진합니다.

문제는 스트레스에 대처하는 코르티솔이 만성적으로 분비되면 신체 여러 부위에 악영향을 끼치고 만다는 것입니다. 코르티솔은 6장에서 더 자세히 설명하겠습니다.

스트레스를 인지한 후 발생한 이 일련의 작용을 HPA축, 혹은 '시상하부-뇌하수체-부신계'라고 부릅니다. 옥시토신은 이 HPA축 반응을 억제합니다.

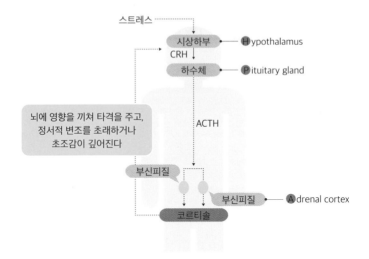

이는 CRH를 생성하는 시상하부에 옥시토신을 만드는 세포도 있기 때문입니다. 스트레스를 느꼈을 때 옥시토신이 분비되면, 시상하부의 CRH 분비를 조절하여 결과적으로 HPA축의 과도한 스트레스 반응을 억제하는 작용을 합니다.

간단하게 말해서, 스트레스를 받으면 몸에서 코르티솔과 같은 스트레스 호르몬이 분비되는데, 옥시토신은 이러한 호르몬의 과도한 분비를 조절하는 데 도움을 줍니다. 동시에 타인과의 신뢰 관계 속에서 유대감을 쌓도록 촉진하여, 서로 힘을 합쳐 위기에 맞설 수 있게 해 스트레스 완화에 긍정적인 영향을 줍니다.

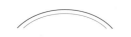

옥시토신이 선물하는 행복감

옥시토신 분비와 관련된 대표적인 상황을 파악하고자 설문조사를 실시했습니다. 대학생 300명에게 '타인과 편안하게 소통하면서 유대감과 함께 행복감을 느낄 때는 언제입니까?'라는 질문을 던졌지요.

가장 많은 답변은 '친구'와 '이야기를 나누고' '만날' 때, 혹은 '가족'과 '시간'을 '보낼' 때였습니다(92쪽 그림).

'신뢰'할 수 있는 '사람'이나 '친구'와의 '관계'나, '함께' '밥'을 '먹거나', '함께' '웃기' 등, 함께 활동하는 상황도 있습니다.

또한 '상대'의 이야기를 '듣거나', '받아주는' 경우도 있었죠.

즉, 신뢰할 수 있는 친한 친구 혹은 가족과 마음을 공유하며 이야기를 나누거나, 식사를 함께 하며 공감을 받는 상황임을 알 수 있습니다. 사람은 이런 순간에 타인과의 유대감과 행복감을 느끼게 됩니다.

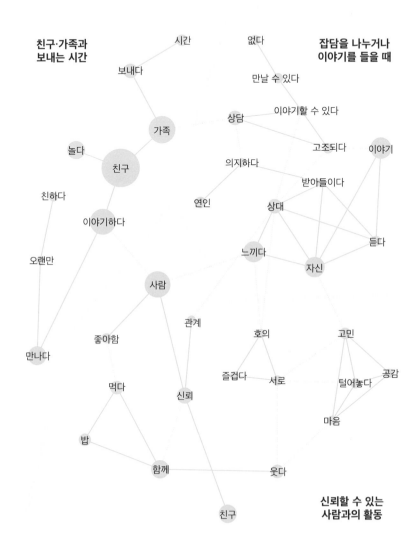

**친구·가족과
보내는 시간**

시간

보내다

**잡담을 나누거나
이야기를 들을 때**

없다

만날 수 있다

이야기할 수 있다

상담

고조되다

가족

이야기

놀다

의지하다

친구

받아들이다

친하다

연인

상대

이야기하다

듣다

오랜만

느끼다

자신

사람

관계

좋아함

호의

고민

만나다

즐겁다

서로

털어놓다

공감

먹다

신뢰

마음

밥

함께

웃다

친구

**신뢰할 수 있는
사람과의 활동**

동그라미의 크기는 출현 빈도이며 큰 동그라미일수록 많은 사람이 쓴 말입니다. 선은 각각의 표현이 어떻게 연결되어 있는지를 나타냅니다. 선이 굵을수록 연관성이 강합니다.　　　　　　　　　　　출처: 야마구치 하지메 연구실.

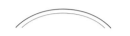

스킨십을 할수록
더 많이 행복해진다

: 아이와의 스킨십

신생아 시기의 스킨십은 훗날에 걸쳐 영향을 준다

신생아 시기의 스킨십은 아이의 정서적 안정감과 성장 및 발달에 매우 중요합니다. 최근에는 아이가 태어나자마자 편안한 촉각 자극, 즉 스킨십을 해주면 옥시토신 분비와 수용체 활성도가 높아지고, 훗날 성인이 된 후의 사회적 친화력으로까지 이어진다는 사실이 밝혀졌습니다.

원숭이를 이용한 실험에서도 유년기에 부모와의 신체 접촉이 없었던 새끼는 짝짓기를 해야 할 나이가 되었음에도 일대일의 친밀한 신체 접촉을 필요로 하는 배우 행동(수컷과 암컷이 교미를 목적으로 구애하는 행동 ─ 옮긴이)을 취하지 않았다고 합니다.

태어나자마자 캥거루 케어(갓 태어난 아기를 가슴에 안는 것)를 받은 아기의 옥시토신은 받지 못한 아기에 비해 현저하게 증가합니다. 반대로 아기일 때 학대를 비롯한 심각한 스트레스를 받은 경우에는 훗날에 걸쳐 악영향을 끼치고 맙니다.

코로나19 사태는 우리에게 엄청난 스트레스였다고 생각합니다. 아이들에게는 그 영향이 더 크게 느껴졌을 겁니다. 특히 강력한 사회적 거리두기를 시행했을 때는 외식도 못하고, 여행도 못 가고, 다른 지역으로 이동조차 할 수 없는 등 극심한 제한이 걸려 있었기 때문에 친한 사람과 만나는 것조차 규제를 받고 말았죠.

코로나 사태처럼 스트레스가 심한 상황에서 실시한 연구 결과들은 실로 흥미로웠습니다. 예를 들어 유년기에 부정적인 일을 겪은 사람은 성인이 된 후 그런 일을 겪지 않은 사람보다 행복감이 낮으며 우울한 상태라는 사실이 밝혀졌습니다.

실제로 옥시토신과 세로토닌은 유년기의 역경에 따라 분비량이 감소합니다. 따라서 유년기에 가혹한 경험을 하게 되면 장기간에 걸쳐 스트레스를 받기 쉬워지고, 우울한 상태에 빠질 수도 있죠.

하지만 다행스럽게도 성인이 된 이후라도 누군가와 친밀한 신뢰 관계를 쌓을 수만 있다면 옥시토신 분비를 촉진하고 관련 신경 회로를 강화할 수 있습니다. 이를 통해 옥시토신이 하는 다양한 역할, 즉 긍정적인 감정과 유대감을 증진시켜 행복감을 누릴 수 있습니다.

스킨십을 할 때 분비된 옥시토신이 육아에 미치는 영향

새끼 강아지를 제 어미가 아닌 다른 암캐와 만나게 해봅시다. 이 암캐가 만약 수유 중이거나 분만 직후라면 이 새끼 강아지에게 다가갑니다. 하지만 아직 출산한 적이 없는 개는 새끼를 피하거나 공격하려는 모습을 보일 겁니다.

이렇게 다른 행동을 하게 되는 것은 뇌의 신경학적 시스템과 관련이 있습니다. 그리고 그 시스템 안에서 도파민과 옥시토신이 중요한 역할을 한다는 사실이 밝혀졌습니다. 도파민은 어미 개가 새끼의 털 고르기를 해주거나 핥아줄 때, 혹은 새끼와 떨어져 있다가 다시 만났을 때 분비됩니다. 반가워서 자꾸만 새끼를 찾게 되는 것이죠. 실제로 도파민이 분비되는 어미 개는 강아지를 돌보는 데 시간을 더 많이 씁니다. 옥시토신은 어떨까요?

사람을 대상으로 한 연구를 살펴보면, 엄마에게 아이의 울음소리를 들려주자 청각 정보를 처리하는 측두엽과 감정 반응, 특히 스트레스를 조절하는 편도체(측두엽 내측의 안쪽에 존재하는 신경세포)가 활성화되어 있었습니다. 이는 짜증이 나거나 부정적인 감정에 사로잡혀 있다는 뜻입니다.

하지만 이때 옥시토신을 코에 분무하자 편도체의 활성도가 낮아졌습니다. 아이의 울음소리에 대한 부정적인 감정이나 짜증과 같은 스트레스가 옥시토신에 의해 억제된 것이죠. 실제로 아이의 울음소리는 엄마(혹은 주 양육자)에게 옥시토신 분비를 유도하는 강력한 자극이 된다고 합니다. 물론, 모성 행동에는 옥시토신 외에도 다양한 요인이 복합적으로 작용합니다.

한편으로 어느 특정한 상황에서는 옥시토신이 공격성을 높이기도 합니다. 어미 쥐는 새끼에게 접근하는 침입자를 적극적으로 공격합니다. 새끼를 적으로부터 지키기 위함이죠. 어미의 공격성은 수유 중일 때 절정에 달하는데, 옥시토신이 이 행동을 강화할 가능성이 있다고 합니다. 옥시토신은 엄마가 상대방의 공격을 막기 위해 공격할 태세를 취하는 '방어적 공격'에 한창일 때 높아지기 때문입니다. 단, 누구에게나 공격적이 되는 것이 아닙니다. 특정 상황일 때 공격적이 되는 것이죠.

또한 옥시토신은 육아에 힘든 순간이 와도 참아낼 수 있게 도와줍니다.

옥시토신은 서로 관계를 맺거나 소통하고 있는 상대에 관한 정보를 수집하려 합니다. 예를 들어 인위적으로 옥시토신을 투여하면 상대방의 얼굴, 특히 눈 주위에 집중해 상대방의 기분을 파악하려 하게 됩니다.

'눈은 마음의 창'이라고 하듯, 눈을 주시하면 상대의 마음에 대한 인식이 높아집니다. 눈가의 단서에 집중하면 상대방의 의도를 추측할 수 있고, 그 결과 상대의 기분을 한층 정확히 헤아릴 수 있게 됩니다.

그리고 옥시토신은 화난 얼굴이나 무표정한 얼굴보다도 행복해 보이는 얼굴에 대한 기억력을 높입니다.

따라서 아이와 자주 끌어안고 스킨십하게 되는 어린 시절에는 부모와 자식의 옥시토신이 높아져 있습니다. 그때 부모는 자녀의 행복해 보이는 얼굴을 계속 기억해둘 수 있게 됩니다.

이렇게 과거에 보았던 아이의 행복한 얼굴이 기억 속에 있기에 육아로 고되거나 사춘기에 접어든 아이가 심한 말을 했을 때 그 기억을 떠올리며 힘든 시간을 참아낼 수 있게 되는 것이죠.

터치 케어(스킨십을 통해 심리적 안정감을 주고 건강을 증진하는 방법)

저는 2017년부터 3년간 어린이집 원아를 대상으로 실천적인 연구를 실시했습니다. 가케가와시에서는 '일본에서 가장 부모 자식 간에 애정이 넘치는 시'를 목표로 한다는 시장의 구호 아래 그 수단으로서 아이에 대한 스킨십을 늘리자는 시책을 실시했고 제가 이를 위한 연구 감수를 맡게 되었죠.

우선 가케가와시의 어린이집 두 곳을 선정해 그중 하나에 '스킨십 어린이 집'이라는 이름을 붙이고 3개월 동안 스킨십을 늘리도록 권장했습니다. 가정 에서는 부모가, 어린이집에서는 보육교사가 스킨십을 더 많이 자주 해줄 것을 요청했습니다. 어린이집에는 예전부터 전해지는 일본의 전통 놀이를 중심으 로 여러 스킨십 놀이도 하게 했죠. 다른 어린이집은 스킨십 효과를 비교하기 위해 평소대로 활동하게 했습니다.

그리고 두 어린이집의 원아 중 열 명의 타액을 채취해 옥시토신 농도를 측 정했습니다. 보호자에게는 애착에 관한 평가나 아이의 사회적 능력에 대한 심 리 척도를 이용해 평가하게 했습니다.

실험 결과, 스킨십 어린이집 아이들은 옥시토신 농도가 유의미하게 상승해 있 었습니다. 게다가 사회적 능력이 높아지고 부모에 대한 아이의 정서적 유대감과 애착이 안정되는 경향도 찾아볼 수 있었습니다. 특히 실험 전 옥시토신 농도가 상대적으로 낮은 아이일수록 그 효과가 뚜렷했죠.

이를 통해 알 수 있는 것은 일반적으로 조산아의 발달을 돕고 건강을 증진 하는 효과적인 방법으로 알려진 일명 '터치 케어'가 조산아에게만 영향을 끼 치는 것이 아니라는 점입니다.

또한 이 실험 결과는 개월 수를 채우고 태어난 성숙아도 양육 과정에서 스 킨십이 부족하면 신경에 문제가 생길 수 있고, 옥시토신 수치 저하로 애착 문 제나 심리·행동적인 문제가 나타날 가능성이 있다는 것을 시사합니다. 스킨십이 육아에 중요한 역할을 한다는 사실을 다시 한번 확인할 수 있었습니다.

: 좋아하는 사람과의 스킨십

풋풋했던 10~20대의 연애를 한번 떠올려보세요. 서로를 의식하며 관계가 발전해가는 중에는 상대방을 생각하기만 해도 가슴이 두근거렸던 경험이 있을 겁니다. 눈이 하트 모양으로 변하는 상태로 도파민의 영향이라 할 수 있죠.

하지만 이때, 남자와 여자는 조금 다르게 행동합니다. 도파민이 성호르몬의 영향을 받기 때문입니다. 물론, 개인차나 문화적 차이 등 다양한 요인이 작용하기에 일반화할 수는 없지만, 대개 남성은 여자에 대한 소유욕이 높아져서 자신의 것으로 만들고자 하는 충동에 사로잡힙니다. 반면 여성은 오히려 연애 중인 상대방을 자신의 친구들에게 소개하고, 친구들과 함께 놀면서 기쁨을 느낍니다.

남성 호르몬인 테스토스테론은 공격성, 경쟁심, 성욕이 강하고 자신의 기쁨이나 만족을 추구하기 위해 작용하는 반면, 여성 호르몬인 에스트로겐은 사회성, 공감 능력과 관련이 있고 이타적인 경향으로 작용하기 때문이죠.

남녀의 성적 관계가 이루어진 후에는 상대방을 자신의 손에 넣었다는 달성감으로 도파민이 다시 줄어듭니다. 그 대신 옥시토신이 높아져 애착과 유대감이 강해집니다.

이 시점이 되면 여성은 상대방에 대한 유대감이 강해져 집착하게 되는 경우가 있는데, 이는 여러 연구에서처럼 옥시토신이 여성에게 더 크게 작용하기 때문일 겁니다(여성의 사회적 행동, 감정 조절, 스트레스 반응 등에 옥시토신이 미치는 영향이 남성보다 더 크게 나타난다는 결과가 보고된 바 있다 – 편집자).

한편 남성의 경우, 성관계는 옥시토신과 테스토스테론을 동시에 늘리는데 테스토스테론은 옥시토신의 작용을 상쇄해버릴 수 있습니다. 그래서 상대방의 감정에 대한 이해나 공감 능력이 저하되고 자기를 기준으로 생각하고 행동하는 기쁨을 추구해 지배성이나 공격성이 나타나기도 하죠.

하지만 옥시토신의 효과가 웃돈다면 괜찮습니다.

바람기와 불화를 막아주는 옥시토신?!

옥시토신의 역할에 관한 두 가지 흥미로운 연구 결과가 있습니다.

독일의 정신의학자 셸레의 연구에 따르면 옥시토신이 많은 기혼 남성은 매력적인 여성을 자신으로부터 떼어놓으려 한다는 사실이 밝혀졌습니다. 기혼 남성의 경우, 옥시토신이 많으면 자신의 배우자와의 유대감이 강하기 때문에 다른 여성이 일정 거리 안으로 들어오지 못하게 막으려 한다는 겁니다. 옥시토신은 바람기를 막아주는 영약인 셈입니다.

게다가 네덜란드의 심리학자 코즈펠트의 연구에 따르면 옥시토신이 풍부하다면 부부싸움을 하더라도 문제가 없다고 하네요.

코즈펠트는 우선 부부에게 서로 의견이 엇갈리는 화제(가족과 관련된 일, 예를 들어 가계나 자녀 교육 등)를 선택하게 했습니다. 그리고 이에 대해 둘이 대화를 나누게 한 후, 눈 맞춤을 비롯한 행동을 관찰했죠.

이때 그룹을 둘로 나누어 한 그룹은 인공적으로 만들어낸 옥시토신을 코로 들이마셔 뇌로 빨리 흡수되게 했고, 나머지 한 그룹은 아무런 작용이 없는 생리식염수를 들이마시게 했습니다. 결과는 어땠을까요? 부부의 행동을 비교해보니 옥시토신을 주입시킨 그룹은 의견이 다르더라도 자연스럽게 서로 신체 접촉을 하며 격한 대립을 피할 수 있었습니다.

사실 옥시토신은 테스토스테론처럼 강력한 작용이 아니라 완만한 작용이기 때문에 테스토스테론이 분비되면 그 작용이 상쇄되고 맙니다. 특히 남성에게 테스토스테론의 영향은 더 강력합니다. 물론 남자다운 행동이나 성격은 테스토스테론에 의해 만들어지므로 이성의 마음을 사로잡는 매력 포인트가 될 수 있죠. 단, 지나치게 지배적이거나 공격적인 성향이라면 옥시토신을 늘려보세요. 이런 성향을 완화하는 데 도움이 되어줄 겁니다.

건강한 성생활과 임신에 효과적

옥시토신과 도파민, 테스토스테론은 성행위에 있어 중요한 호르몬입니다.

도파민은 성행위로 인해 얻어지는 보상을 추구해 적극적으로 성행위에 임하게 합니다. 그리고 테스토스테론은 성욕을 증진시켜서 불에 기름을 붓지요. 이는 테스토스테론 수치가 높아지면 도파민의 분비와 작용을 촉진하여 성적인 욕구를 더욱 강하게 만들고, 성행위로 얻는 쾌감과 보상을 증대시키는 상승효과가 나타나기 때문입니다. 이는 성적 동기 부여와 적극적인 성행위 참여를 유도하는 중요한 메커니즘입니다.

여기서 끝이라면 '상대방이 누구든 상관없으니 성욕만 만족하면 그만이다'라는 자기중심적 행위로 전락하고 말겠죠. 하지만 여기에 옥시토신이 더해지면서 단지 성욕을 해결하기 위한 성적 관계가 아니라, 유대감이 있는 특정 사람하고만 관계를 맺을 수 있도록 작용이 변화합니다.

옥시토신은 남성과 여성이 상호적으로 성적 행동을 할 수 있게 해주기도 합니다. 쥐를 이용한 교미 실험에서 옥시토신을 투여하자 수컷 쥐는 삽입에서 사정까지의 시간이 단축되었고, 암컷 쥐는 척추를 뒤로 젖히는 자세를 취했습니다. 교미를 기대하는 자세죠.

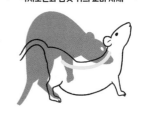

옥시토신과 암컷 쥐의 교미 자세

옥시토신은 임신에도 도움을 줍니다. 남성에게 옥시토신을 투여하면 한 번에 배출되는 정자의 양이 늘어난다는 사실이 밝혀진 바 있습니다. 또한 옥시토신은 여성의 자궁 수축을 촉진시키므로 옥시토신이 증가하면 오르가슴을 느낄 때 자궁 수축을 강화합니다. 그 덕분에 정자를 빨아들이는 힘이 강해지고 그로 인해 임신 가능성이 높아집니다.

난임으로 걱정하는 많은 사람이 병원 진찰을 우선적으로 떠올리겠지만, 옥시토신 효과를 기대해보는 것도 좋습니다. 부부의 스킨십을 늘리거나, 의무감이 아닌 애정을 높이는 애무 중심의 성행위를 즐기면 결과적으로 옥시토신의 분비량이 늘어나 임신 가능성이 높아질 수 있답니다.

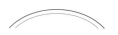

옥시토신은
행복 호르몬의 균형을 잡아준다

: 옥시토신과 도파민

도파민이 주는 쾌감이 의존성을 강화한다면, 옥시토신은 스트레스와 불안을 감소시키고 사회적 지지를 강화하여 의존적 욕구를 억제합니다.

예를 들어 '술을 더 마시고 싶다'거나 '담배를 한 대 더 피우고 싶다'라는 욕구를 억제할 수 있습니다. 따라서 옥시토신은 알코올이나 약물 의존성 치료에 잠재적인 가능성을 가진 물질로 연구되고 있습니다.

특히 알코올 의존증에는 옥시토신이 큰 도움이 됩니다. 알코올 의존증 환자 대부분 고독감에 고통받고 있으니까요. 고통을 잊기 위해 홀로 술을 마시는 사이 그 쾌감에 제동이 걸리지 않게 되고, 점점 의존증에 가까워집니다. 술을 마실 때 가능한 한 유대감이 있는 누군가와 함께 하도록 하면 옥시토신도 분비되므로 의존증에 빠지지 않게끔 막아줄 수 있습니다.

: 옥시토신과 세로토닌

옥시토신과 세로토닌의 관계는 어떨까요.

옥시토신은 세로토닌 신경을 활성화하여 세로토닌 분비를 촉진시키며, 옥시토신의 긍정적인 상호작용을 통해 간접적으로 세로토닌 분비를 유도하기도 합니다.

반대로 세로토닌이 옥시토신 분비에 영향을 주기도 합니다. 예를 들어 직장 회의에서 자신의 아이디어가 모두로부터 칭찬을 받아 세로토닌이 증가하면, 일시적으로 우월감을 느끼고 자존감이 높아질 수 있습니다. 다음 장에서 자세히 설명하겠지만, 세로토닌은 우월감을 느낄 때 분비되어 마음의 평온을 가져다주고, 더 나아가 자존감까지 높여주는 호르몬이기 때문이죠.

그러나 세로토닌의 긍정적인 효과에만 지나치게 몰두하게 되면 다른 구성원을 지배하려는 언행을 보일 수 있습니다. 나 혼자만 잘났다고 나대는 이런 태도를 취했다간 결국 주변의 신뢰를 잃게 되겠죠. 결국 옥시토신 수준이 감소하고 불안감과 고독을 야기하며, 장기적으로 스트레스 호르몬인 코르티솔 증가로 이어져 건강을 해칠 수 있습니다.

이런 원리로 인간은 진화 과정에서 세로토닌이 가져다주는 만족감을 추구하면서도, 동시에 옥시토신을 통해 사회적 연결을 유지하려는 균형 잡힌 행동 양식을 발전시켜 왔습니다. 이러한 균형 감각은 집단 내에서 원활하게 소통하고 협력하기 위한 필수적인 사회적 기술, 즉 사회성의 중요한 기반이 됩니다.

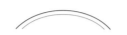

스트레스를 낮추고
몸과 마음이 건강해지는
옥시토신 처방전

: 봉사활동을 하자

미국의 행동경제학자 잭은 참가자들에게 옥시토신 비강 스프레이를 흡입시
킨 후, '신뢰 게임'을 통해 상대방과의 돈 분배 방식을 관찰하여 신뢰도를 측정
했습니다(신뢰 게임은 옥시토신이 신뢰와 이타성에 미치는 영향을 보여주는 대표적 실험
이다. 참가자들은 투자자와 투자받는 역할을 맡아 돈을 주고받았으며, 투자받는 이는 불어
난 돈을 자유롭게 투자자에게 돌려줄 수 있었다. 연구진은 투자액과 반환액을 분석했다 —
편집자).

그 결과, 옥시토신을 흡입한 참가자들은 그렇지 않은 참가자들보다 약 80퍼
센트나 많은 금액을 타인과 나누는 경향을 보였습니다. 옥시토신의 작용으로

이타적인 행동이 늘어난 셈이죠.

이처럼 옥시토신과 이타적인 행동에 관계가 있다면, 이타적으로 행동하는 사람일수록 옥시토신이 많고, 그 덕분에 스트레스가 감소하고 신체적으로도 건강해질 수 있지 않을까요?

그 가능성에 대해 미국의 심리학자 폴린은 연구를 진행했습니다. 우선 실험 참가자들의 옥시토신 수용체 유전자 유형을 조사했습니다. 참고로 옥시토신 수용체에는 옥시토신을 잘 받아들이는 유형과 그다지 잘 받아들이지 못하는 유형, 이렇게 크게 두 가지 유형이 있습니다.

그리고 2년 후, 같은 사람들을 재조사해 지난 2년 사이에 봉사활동에 얼마나 참여했는지와 건강 상태를 조사했습니다.

연구 결과, 옥시토신을 잘 받아들이는 수용체 유형의 유전자를 가진 사람은

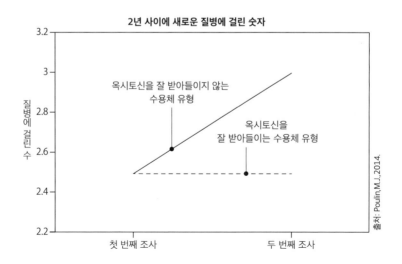

옥시토신을 잘 받아들이는 사람은 질병에 잘 걸리지 않는다

2년 사이에 새로운 질병에 걸린 숫자

옥시토신을 잘 받아들이지 않는
수용체 유형

옥시토신을
잘 받아들이는 수용체 유형

질병에 걸린 수

첫 번째 조사   두 번째 조사

출처: Poulin,M.J., 2014.

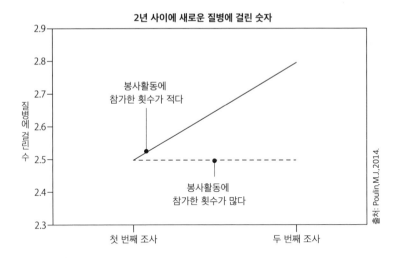

2년 사이에 새로운 질병에 걸린 숫자

봉사활동에
참가한 횟수가 적다

봉사활동에
참가한 횟수가 많다

질병에 걸린 수

첫 번째 조사   두 번째 조사

출처: Poulin,M.J.,2014.

질병에 잘 걸리지 않는다는 사실(105쪽 그림)과 봉사활동에 적극적으로 참가한 사람도 마찬가지로 질병에 잘 걸리지 않는다는 사실이 밝혀졌습니다(106쪽 그림).

이는 다시 말해 봉사활동에 적극적으로 참가함에 따라 옥시토신이 분비되었고, 그 결과 옥시토신이 스트레스를 완화시켜주어 건강 상태를 유지할 수 있었던 것으로 추측하고 있습니다.

봉사활동은 도파민 분비도 촉진합니다. 이는 타인이 기뻐하는 모습을 보거나, 감사 인사를 받는 등의 '사회적 보상'을 얻을 수 있기 때문입니다.

이러한 현상을 뒷받침하는 실험 결과가 있습니다. 생리학 연구소의 사다토 노리히로 박사는 온라인으로 기부하는 사람들의 뇌 활동을 측정했습니다. 실험 결과, 타인이 지켜보는 상황에서 기부하는 사람들은 도파민이 분비되는 선조체의 활동이 활발해진 반면, 그렇지 않은 경우에는 활성화되지 않았다고 합니다.

ⒹⓄⓈⒺ 행복의 기술 6

: 반려동물은 우리의 삶을 더 나아지게 한다

코로나 사태로 자가 격리가 이어졌을 때 반려동물을 키우는 가구 수가 대폭 증가했다고 합니다. 많은 사람이 반려동물과의 교류를 통해 불안감이나 스트레스를 치유하고자 한 것이겠죠.

실제로 여러 연구를 통해서 **개를 키우면 사람과 개 모두 옥시토신 분비가 촉진되고 스트레스가 저하된다**는 사실이 보고된 바 있습니다.

스웨덴의 동물학자 핸드린을 비롯한 연구진은 설문조사와 실험을 실시해 개의 옥시토신 수치와 주인의 옥시토신 수치가 높은 상관관계를 가진다는 사실을 밝혀냈습니다.

옥시토신이 많은 주인은 개와 빈번하게 스킨십을 하므로 개의 옥시토신 역시 늘어났던 것입니다. 하지만 주인이 개의 사육에 부담을 느낄 경우, 주인의 옥시토신은 저하되고 항 스트레스 호르몬인 코르티솔이 늘어났지요.

이 결과는 각종 비즈니스 스킬이나 육아에도 적용됩니다. 스킨십이 중요하다 하여 고객이나 아이에게 기계적으로 무표정하게 다가간들 옥시토신은 결코 늘어나지 않습니다. 스킨십 이전에 충분히 소통하고, 상대방과 함께 있을 때 안도감이 들고 안전하다는 감각을 가질 수 있어야 합니다. 그래야 비로소 스킨십을 통해 옥시토신이 분비됩니다.

: 향기만 맡아도 옥시토신이 뿜뿜, 아로마테라피

아로마 향으로도 옥시토신이 분비됩니다. 대표적인 예로 **라벤더 향기를 맡으면 함께 있는 상대방을 신뢰하게 된다고 합니다.** 정말 라벤더 향기만 맡아도 옥시토신의 분비가 촉진되고 신뢰감이 생기는 걸까요?

동물 실험을 통해 그 효과를 확인할 수 있었습니다. 쥐의 뇌에서 옥시토신을 만들어내는 신경을 꺼내고 여기에 직접 라벤더 오일을 뿌려보았습니다. 그러자 옥시토신을 만들어내는 신경이 활발하게 활동했습니다. 그 이유는 라벤더 오일에 함유된 리나롤과 뷰티르산리나릴 성분에 옥시토신 생성 신경을 활성화시키는 작용이 있기 때문입니다. 그 외에도 아로마의 일종인 클라리세이지 오일이나 네롤리, 자스민 앱솔루트, 로만 카모마일, 인디언 샌달우드에 의해서도 옥시토신 분비가 촉진된다는 사실이 확인되었습니다.

이 실험 결과로 알게 된 사실이 한 가지 더 있습니다. 아로마 향기를 맡고 '기분'이 좋아지지 않더라도 상관이 없다는 것입니다. 개인의 취향이나 기분, 과거의 경험과는 무관하게 라벤더에 포함된 성분의 약리적 작용만으로도 옥시토신의 분비는 촉진될 수 있으니까요.

특히 라벤더 오일의 옥시토신 분비 촉진 효과가 크다는 것은 과학적으로도 입증되었습니다. 라벤더 향이 옥시토신과 상호작용하여 나타나는 여러 긍정적인 효과에 대한 연구 결과들이 계속해서 발표되고 있습니다.

예를 들어 **라벤더 향기를 20분 동안 맡게 하면 우울감이나 불안감이 현저하게 저하된다고 합니다.** 이 또한 옥시토신 분비가 촉진된 효과로 보입니다. 앞서 언급한 것처럼 옥시토신이 분비되면 세로토닌 신경도 활성화되어 뇌 안의 세로토닌이 늘어나기 때문입니다.

또한 연구에서는 참가자의 혈압이나 항 스트레스 호르몬인 코르티솔 수치도 측정했는데, 해당 지표 역시 라벤더 향기를 맡자 그 수치가 낮아졌다고 합니다. 이 또한 옥시토신의 효과인 스트레스 완화 작용의 결과로 보입니다. 스트레스로 인한 몸의 반응(HPA축)을 억제하고, 혈압을 낮춰서 스트레스 호르몬을 저하시킨 것이죠.

: 달콤한 행복! 단 음식을 먹으면 행복해진다

스트레스를 받으면 디저트 같은 단 음식이 먹고 싶어지지 않나요? 그런데 실제로 단 음식을 먹으면 행복감이 느껴지고 스트레스가 치유되기도 합니다. 행복 호르몬인 옥시토신이 작용하기 때문이에요. 옥시토신은 아로마 향뿐만 아니라 미각에 의해서도 분비됩니다.

일본 제과업체인 카루비(주)와의 공동 연구에서도 이러한 사실이 확인되었습니다. 이 연구에서는 프루츠 그래놀라를 포함한 네 종류의 아침(밥, 빵, 오트밀)을 먹게 한 후, 그 전후로 타액에 포함된 옥시토신의 양을 측정해보았습니다.

그 결과, 프루츠 그래놀라를 먹었을 때는 다른 시험식을 먹었을 때에 비해 옥시토신 분비량이 많았습니다. 프루츠 그래놀라의 적당한 단맛(감미)과 고소한 냄새(향)가 옥시토신의 분비를 촉진한 것이죠.

이렇게 옥시토신이 분비되면, 행복감을 느낌과 동시에 식욕이 잠재워져 과

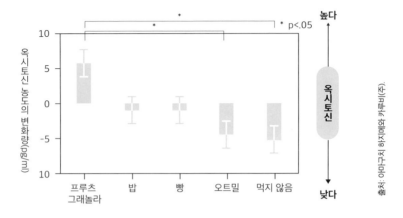

각 시험식을 섭취하기 전후 옥시토신의 변화량

* p<.05

옥시토신 농도의 변화량(pg/mL)

10
5
0
-5
10

프루츠
그래놀라 · 밥 · 빵 · 오트밀 · 먹지 않음

높다

옥시토신

낮다

출처: 야마구치 하지메허 카루비(주).

식도 억제된답니다. 게다가 옥시토신은 포만감을 빨리 느끼게 해주는 역할도 하므로 스트레스에 의한 과식을 막아줍니다.

ⒹⓄⓈⒺ 행복의 기술 9

: 음악 듣기·노래 부르기

독일의 심리학자 울프 연구팀은 156명의 임산부를 대상으로 노래 부르기가 엄마와 태아의 유대감 형성 그리고 임신 스트레스에 어떠한 영향을 미치는지 조사했습니다.

무작위로 나눈 두 그룹 중 한 그룹은 노래 수업을 받게 하고 비교군은 단순히 출산 전 준비에 대해 배우게 했습니다. 실험 결과, 노래 수업을 하며 노래를 부른 그룹의 임산부는 옥시토신이 증가했으며 태아와의 유대감이 한층 강해짐이 밝혀졌습니다. 임신 스트레스 역시 경감되었죠.

아이가 뱃속에 있을 때 이런 시도를 하면 아이가 태어난 후 엄마와 아이의 유대감을 강화시켜주고 아동 학대를 예방하는 효과도 기대할 수 있다고 하네요.

또한 단순히 음악을 듣기보다 엄마가 직접 노래를 부르면 신체의 변화가 일어나 옥시토신이 더 많이 분비됩니다. 이때 다른 감각도 깨우면 효과는 더욱 커지죠. 예를 들어 목욕을 마친 후 푹신한 소파에 앉아 차분한 음악을 듣고 콧노래를 흥얼거리며 보습 케어나, 아로마 오일 마사지를 하는 겁니다. 생각만 해도 행복해지지 않나요? 아마 더할 나위 없이 옥시토신의 효과가 잘 발휘될 것입니다.

ⒹⓄⓈⒺ 행복의 기술 10

: 팬 활동(덕질)을 추천

소위 '덕질(자신이 좋아하는 대상에 파고드는 행위를 가리키는 신조어-옮긴이)'을 하고 싶은 대상이 생기거나 좋아하는 연예인의 팬 활동을 하며 '팬심'이 강해진다면 몸과 마음에는 어떠한 영향이 미칠까요.

좋아하는 감정으로 마음이 두근거리면 도파민이 늘어나면서 그로 인해 무언가를 '손에 넣고 싶다'라는 기분이 고조됩니다. 이때 옥시토신도 함께 분비되면서 '친해지고 싶다', '가까워지고 싶다' 등의 감정도 생겨나죠. 이렇게 뇌 안이 행복 호르몬으로 가득해지면 에스트로겐의 분비가 촉진됩니다.

예로부터 '사랑에 빠지면 예뻐진다'라는 말이 있죠? 이는 두근거리는 감성이 여성 호르몬(에스트로겐)의 분비를 활성화시키기 때문입니다. 실제로는 사랑을 해서 예뻐지는 것이 아니라 설렘이라는 감정을 통해 예뻐지고 생기발랄해지는 구조인 셈입니다. 연예인이나 운동선수를 덕질하는 것도 같은 효과가 있습니다.

덕질은 혼자서 하기보다 친구나 동료와 교류하며 하는 편이 더 즐겁지요. 같은 대상을 좋아하면 상대가 자신의 마음을 공감해주고, 상대방의 이야기에도 공감하게 되므로 활기를 띠게 될 겁니다. 옥시토신이나 세로토닌은 공감대를 높여주는 작용이 있으니까요. 여기서 사이가 더 발전해서 뭔가 친밀한 관계가 만들어질 수도 있겠죠. 이는 그야말로 옥시토신을 늘려주는 최고의 상황이라 할 수 있습니다.

팬 활동, 덕질은 특히 장년층에게 추천하는 옥시토신 처방입니다. 장년층은 체력 저하나 질병, 부상 등이 잦아지기 때문에 점점 집에 있는 시간이 많아지기 마련입니다. 자녀도 독립하기 시작하므로 고독감을 느끼기 쉬운 시기죠. 고독감은 항 스트레스 호르몬인 코르티솔을 만들어내고, 그로 인해 건강이 악화될 수 있습니다.

이런 세대야말로 건강의 유지와 증진에 도움이 되게끔 팬 활동을 통해 설렘을 되찾도록 합시다.

특별히 장년층에게는 다음 네 가지 덕질을 추천합니다.

1. 다른 팬과 함께 하기(팬친 만들기)

2. 직접 체험하는 활동하기(소비보다 체험)

3. 이타적 요소(봉사활동, 기부 등)가 있는 팬 활동하기

4. 일명 '성지순례'로 명소 여행하기

하지만 이때도 의존증에 빠지기 쉬운 행위는 피해야 합니다. 의존증은 도파민이 과도한 상태로 '덕질의 대상이 머릿속에서 떠나질 않는다', '일상생활이 불가능하다' 등의 증상이 있다면 주의해야 합니다.

만약 나도 모르는 사이 팬 활동에 중독된 것 같다면, 세로토닌 분비를 늘려보세요. 의존증은 고독감이나 마음의 공백을 메우려는 듯이 특정한 행동에 의존하고 마는 상태이므로 세로토닌을 늘려서 그 행동에 제동을 걸고 마음의 공백을 채워주면 도움이 됩니다.

또한, '그것을 가지거나 이룬다면 행복해질 수 있을까?', '소유가 목적이 되지는 않았는가?' 하고 스스로에게 질문해 보는 것도 좋겠죠.

Chapter
4
☺

이유도 없이 불안하고 초조한가요?

마음 균형을 찾아주고
불안과 우울을 떨쳐주는
행복 호르몬

ⓢ세로토닌

불안을 느끼기 쉬운
당신에게

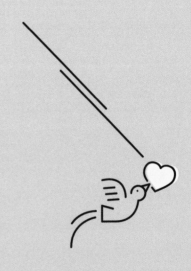

세로토닌은 주로 뇌간의 솔기핵에서 분비되는 신경전달물질로 **불안이나 스트레스를 완화시켜 마음의 균형을 조절해줍니다.** 솔기핵은 우울증, 불안 장애, 수면 장애 등의 질환과 관련된 것으로 알려져 있기도 하죠.

일본인을 비롯한 동북아시아인은 불안감을 느끼기 쉬운 유전자를 가진 사람이 많으므로 행복 호르몬 DOSE 중 특히 세로토닌에 신경 써서 안도감·안정감을 높이는 것이 중요합니다(세로토닌 운반체 유전자는 뇌의 세로토닌 수치를 조절하는 데 중요한 역할을 한다. 세로토닌 운반체 유전자에는 다양한 변이가 존재하는데 특히 길이가 짧은 S 형태의 변이를 가진 사람은 스트레스에 더 취약하고 정신 건강 문제를 겪을 위험이 높을 수 있다는 연구 결과가 있다. 그런데 브라질, 멕시코, 아르헨티나 등 낙천적인 국민성을 자랑하는 중남미 국가의 경우 이 짧은 유전자를 보유한 비율이 전체 국민의 40~50% 수준인 반면 한국, 중국, 일본 등 동북아시아의 경우 그 비율이 70~80%에 달하는 것으로 매우 높게 나타났다. 이는 동북아 사람 10명 중 7~8명은 우울하기 쉬운 유전자를 타고났음을 의미한다 — 편집자).

이제부터 세로토닌이 어떻게 마음의 균형을 찾아주는지 차근차근 알아가봅시다.

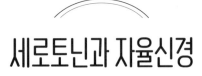

세로토닌과 자율신경

자율신경계는 우리 몸속 다양한 기능을 조절하는 신경 시스템입니다. 예를 들어 위장·혈관·심장·자궁·방광·내분비샘·땀샘·침샘 등의 기능을 자동적으로 조절하죠.

자율신경에는 교감신경과 부교감신경 두 종류가 있는데요. 교감신경은 주로 활동하고 있을 때 작용하며, 부교감신경은 휴식하고 있을 때 작용해 진정 효과를 가져다줍니다. 세로토닌은 바로 이 두 종류의 신경 조절 작용을 활성화시켜서 마음의 균형을 맞춥니다.

인체에는 약 10mg의 세로토닌이 존재하며 이 중 90퍼센트는 소장 점막에, 8퍼센트는 혈소판에 그리고 나머지 2퍼센트만이 뇌와 척추를 포함한 중추신경계에 분포되어 있습니다. 그러니까 불과 2퍼센트의 세로토닌이 정신적인

면에 크나큰 영향을 미친다고 볼 수 있습니다.

세로토닌은 중추신경계에서 중요한 역할을 합니다. 뇌의 대뇌피질에 작용해 깨어 있을 때 의식을 맑게 해주고, 아침에 일어났을 때 신체를 활성화시켜주는 등 다양한 기능을 하죠. 또한 척수 내 세로토닌은 통증을 조절하는 데 핵심적인 역할을 하기 때문에 아픔의 감각을 억제해주고, 항중력근(중력에 대해 자세를 유지하는 작용을 하는 근육들)에 작용하는 등 다양한 기능을 합니다.

만약 체내 세로토닌이 적어지면 이들의 작용에 문제가 생겨 아침에 찌뿌둥하거나, 감정의 균형이 깨져 사소한 일에도 예민해지기 쉽고 목이나 등 근육, 눈을 부릅뜨거나 미소를 만드는 표정근 등 항중력근에 영향을 줘 등이 구부정해지거나, 표정이 흐리멍덩해질 수 있습니다.

뇌내 세로토닌 신경의 경로

뇌내 세로토닌에 따른 다섯 가지 뇌 기능

① 각성 수준의 조절
② 마음의 안정
③ 통각의 억제
④ 자세근/항중력근에 대한 촉진 효과
⑤ 자율신경의 조정

● 세로토닌을 만드는 신경세포
→ 세로토닌이 분비되는 곳

세로토닌의 균형이 흐트러지는 현상은 과민성 장증후군이나 심혈관계 질환, 골다공증과도 관련이 있으며, 여성의 월경 전 증후군(PMS)의 증상을 악화시키는 요인이 되기도 합니다. 월경 전 증후군의 경우 호르몬 보충 요법으로 에스트로겐을 증가시키면 세로토닌의 분비량도 늘어나므로 증상은 가벼워집니다.

또한 뇌내 세로토닌의 불균형은 강박관념이나 강박성 장애를 일으킬 가능성도 있습니다.

세로토닌 수치는 지나치게 높아져도 문제입니다. 구토나 메스꺼움, 떨림, 고열 등의 증상으로 나타나는 '세로토닌 증후군'을 일으킬 가능성이 있어 주의가 필요하죠.

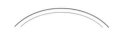

세로토닌이 선물하는
편안한 행복감

세로토닌은 자율신경 조절 작용에 관여해 몸을 깨워줌과 동시에 차분함, 기쁨, 자신감 등의 감정을 일으킵니다. 그리고 편안한 행복감을 가져다주죠. 즉, **심신을 안정시켜 편안한 행복감을 가져다주는 물질인 셈입니다.**

그렇다면 실제 일상에서 세로토닌의 행복감을 느끼게 되는 순간은 언제일까요? 세로토닌 분비와 관련된 대표적인 상황을 파악하고자 대학생 300명을 대상으로 설문조사를 실시했습니다. '안정적이고 평온한 행복을 느낄 때는 어떤 순간입니까?'라는 질문에 대한 답변을 살펴봅시다.

122쪽 그림을 보면 알 수 있듯이 가장 많이 언급된 상황은 '밥'을 '먹을' 때나, '건강'하게 '안정'된 '일상'의 '생활'을 '보낼' 때, '충분'한 '수면' '시간'을 '확보'했을 때, '휴일' '아침'에 '본가'에서 '어머니'와 '일어날' 때 등 평온한 일상의 익숙한 상황임을 알 수 있습니다.

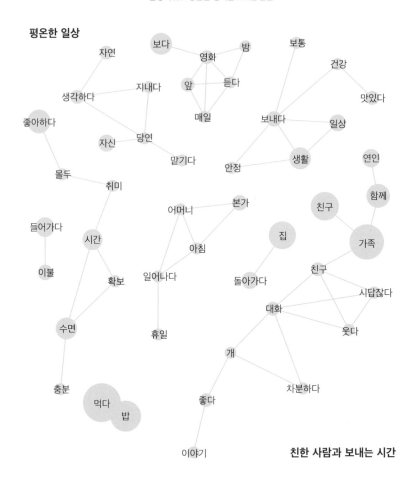

평온한 일상

친한 사람과 보내는 시간

동그라미의 크기는 출현 빈도이며 큰 동그라미일수록 많은 사람이 쓴 말입니다. 선은 각각의 표현이 어떻게 연결되어 있는지를 나타냅니다. 선이 굵을수록 연관성이 강합니다. 출처: 야마구치 하지메 연구실.

또한 '가족'이나 '친구'와 '시답잖은' '대화'를 나누거나 '웃을' 때, '연인'이나 '친구'와 '함께' 보낼 때 등, 친한 사람과 시간을 보낼 때도 많이 언급되었습니다.

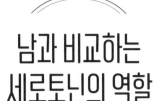

남과 비교하는
세로토닌의 역할

파충류는 무리 지어 생활하는 경우가 거의 없습니다. 따라서 먹이를 발견하면 다른 개체를 신경 쓰지 않고 먹이를 향해 돌진하죠. 그럼 무리 지어 생활하는 포유류는 어떨까요?

먹이를 발견했을 때 만약 너도나도 앞다퉈 돌진했다간 무리의 다른 개체로부터 공격을 받게 될 가능성이 있습니다. 그래서 자신이 무리에서 열세라고 판단하면 우위에 있는 상대가 먹이를 다 먹을 때까지 자제하게 되었습니다. 생존하는 데는 먹이를 먹는 것보다도 부상을 피하는 것이 더 중요하니까요.

따라서 무리지어 살아가는 포유류의 경우, 자신의 지위가 높은지 낮은지를 판단하고 싶다는 충동은 먹고 싶다는 충동보다도 절박합니다.

반대로 자신이 상대보다 우위라고 판단하면 세로토닌이 급증해 앞장서서 먹이를 먹을 수 있게 됩니다. 세로토닌은 그 행동을 계속해도 괜찮다, 안심할 수 있다는 감각을 낳기 때문이죠.

어미 개가 새끼를 여덟 마리 낳았다고 가정해봅시다. 하지만 어미 개의 젖꼭지는 여섯 개밖에 없었습니다. 그렇다면 강아지들은 다른 형제들과 젖꼭지를 두고 경쟁을 펼치려 할 겁니다. 하지만 이때 다른 형제와 지나치게 격렬한 싸움을 했다간 에너지를 소모하고 맙니다. 그래서 강아지들은 한정된 젖꼭지를 둘러싸고 적당히 경쟁하면서도 때로는 양보하며 모두가 젖을 먹고 함께 살아남으려 합니다. 세로토닌은 이러한 경쟁 상황에서의 비교와 판단 능력에 영향을 미칩니다.

그런데 여덟 마리 강아지 중 배고픔이 극심한 강아지가 있으면 세로토닌은 고갈되고 코르티솔이 늘어나게 됩니다. 그러면 다른 형제는 안중에서 사라지고 공격적으로 변하여 자신만이라도 어떻게 해서든 젖을 차지하려는 경향을 보일 수 있습니다.

사회적 동물인 인간의 경우에도 무척 비슷한 상황이 있습니다. 회사 사람들과의 회식 자리에서 음식이 나왔을 때 가장 직위가 높은 사람이 수저를 들기 전까지 다른 구성원은 기다리는 것이 예의라 알고 있는 것이 대표적이죠. 또한 높은 사람이 건배 제의를 하기도 합니다. 이럴 때, 선창하는 사람은 세로토닌이 증가하며 다른 사람과 비교해 상대적으로 높은 자신의 지위를 확인할 수 있지만, 그 밖의 다른 사람들은 자신의 낮은 지위를 확인하고 비교하며 열등감과 같은 스트레스가 쌓일 수 있겠지요.

이렇게 평범한 회식자리에서도 정말 다양한 호르몬이 분비됩니다. 빨리 음식을 먹고 싶다는 마음에 도파민이 분출되기도 하고 음식을 맛있게 먹으면 그 맛에 옥시토신이 분비되면서 동료와의 유대감이 깊어지기도 할 거예요.

무리 생활에서의 세로토닌 역할과 관련된 또 다른 연구 결과를 소개하겠습니다. 영국의 정신과 의사 빌더벡의 실험에서는 모두에게 공유된 돈을 네 사람이 나누어 갖는 게임을 실시했습니다. 이때 네 사람 중에 한 사람은 세로토닌을 만들어내는 물질인 트립토판을 고갈시켜서 인위적으로 세로토닌이 적게 분비되도록 했습니다(이 실험은 세로토닌 수치가 사회적 규범 인식과 협력 행동에 미치는 영향을 보여주는 연구다. 각 참가자는 동일하게 나눠 가진 돈을 공공 투자방에 익명으로 투자할 수 있고, 공공 투자방에 모인 자원은 일정한 비율로 불어나 실험 참가자 모두에게 똑같이 분배된다. 연구자는 세로토닌 수치가 낮은 참가자가 공공 투자방에 얼마나 기여하는지 그리고 공공 투자방의 전체 이익을 어떻게 분배하는지를 관찰했다 ─ 편집자).

세로토닌이 부족한 사람은 '모두가 나누어 갖는다'라는 사회적 규범 의식이 약해지게 됩니다. 그 결과, 해당 집단에서는 공유 재산 대부분을 독차지하려는 사람이나, 공유 재산을 모조리 써버리는 사람까지 나타났습니다.

이 사실은 세계적으로 벌어지고 있는 식량을 포함한 한정된 자원의 공유 문제에도 적용시킬 수 있습니다. 전 세계 사람들의 세로토닌이 줄어들었다간 이처럼 한정된 자원이나 식량을 모두가 평등하게 나누어서 버티는 대신, 독차지하기 위해 분쟁이 벌어지는 경향이 나타나고 말 겁니다.

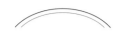

'하방 비교'로 자존감을
유지하게 한다?!

국립 유전학 연구소에서 쥐를 이용해 실험을 실시했습니다. 우선 쥐 네 마리를 한곳에 모아놓았죠. 그러자 자연스럽게 지위가 높은 쥐부터 낮은 쥐까지 서열이 정해졌고 시간이 지날수록 서열이 낮은 쥐는 서열이 높은 쥐와 마주치면 불안감을 느끼거나 구석에 움츠러드는 우울증과 비슷한 증상을 보였습니다.

이후 서열이 낮은 쥐의 뇌를 조사해보니 세로토닌을 받아들이는 수용체의 능력이 약해져 있음을 알 수 있었습니다. 다시 말해, 서열이 낮은 쥐는 세로토닌을 제대로 받아들이지 못했다는 뜻입니다.

반대로 서열이 높은 쥐는 많은 양의 세로토닌을 받아들였습니다. 이를 통해 마음이 차분해지고 자존감을 높게 유지하는 것이죠.

무리에서 자신의 지위에 따라 세로토닌 수용 능력이 어떻게 달라지며 어떤 효과를 나타내는지 알 수 있는 결과라 할 수 있습니다.

우리도 의식적으로든 무의식적으로든 항상 자신을 타인과 비교하며 서열을 정합니다. 심리학에서는 이를 사회적 비교social comparison라고 합니다. 특히 자신의 자존심을 유지하기 위해 자신보다 아래라 생각되는 사람과 비교하려는 경향이 있죠. 그러면 자신이 더 우위임을 확인하게 되면서 세로토닌이 분비되어 우월감을 느낄 수 있기 때문입니다. 이러한 경향을 '하방 비교'라고 합니다.

SNS가 매우 발달해 있는 지금 이곳에서는 많은 사람이 자신의 행복한 사진이나 이야기, 자랑거리들을 불특정 다수에게 무수히 퍼뜨리고 있습니다. 하지만 이것들을 접할 때 기분이 항상 좋지만은 않습니다. **실제로 SNS를 하는 시간이 긴 사람일수록 행복도가 낮고 우울한 경향이 높다고 알려져 있기도 합니다. 이는 사회적 비교에 의해 열등감을 느끼면서 세로토닌이 저하되었기 때문입니다.**

그러나 다른 사람과의 비교를 통해 느껴지는 상대적 열등감이나 행복감은 실체가 없으며 허무할 뿐입니다. 심지어 비교할 상대가 수없이 많은 상황에서 행복감을 느낄 수 있는 하방 비교 상대를 찾느라 급급해져 있다면 그 자체만으로도 쓸데없이 피폐해지고 맙니다.

또한 세로토닌은 사회적 관계 형성에 간접적인 영향을 미칠 수 있으며, 연인이나 친구처럼 친밀한 주변 사람들보다 우위에 서고 싶다는 욕망을 높이기도 합니다. 그래서 가능한 한 인정받을 만한 가치가 있다고 여겨지는 사람(사회적 지위가 높거나 외모가 뛰어난 사람 등)과 교류하려는 경향을 보입니다. 매력적이거나 사회적으로 눈에 띄는 사람들과의 친분은 때때로 사회적 인정이나 긍정적인 평가를 받는 데 유리하게 작용할 수 있고, 그렇게 해서 자신은 가치 있는 사람이라는 인정을 받아 자존감을 높이려 하는 것입니다.

이 책에서 제안하고자 하는 행복은 타인과의 비교를 통해 생겨나는 행복이 아니라, 스스로의 노력과 의지로 자신의 내면에서 솟아나는 행복감입니다. 이러한 행복감을 느낄 수 있는 사람은 언제나 넘치는 자신감으로 가슴을 펴고 살아갈 수 있습니다.

가슴을 펴고 살아가는 자세는 삶에 있어 매우 중요한 사실입니다. 왜냐하면 '가슴을 펴는' 자세를 취하기만 해도 세로토닌을 비롯한 다양한 행복 호르몬이 분비되기 때문입니다. 그 원리는 뒤에서 자세히 설명하겠습니다.

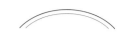

척추를 펴는 자세로
세로토닌이 늘어난다

: 가재의 '세로토닌 자세'

저는 어린 시절, 주변의 논에서 가재를 잡아 수조에 넣어 길렀습니다. 하지만 수컷 두 마리를 같은 수조에 넣어놓으면 반드시 작은 개체가 죽어버리는 비극이 벌어졌습니다. 필히 싸움이 일어나기 때문이죠.

실제 연구에서도 미국가재는 수컷 두 마리를 함께 두면 반드시 싸운다는 사실이 밝혀진 바 있습니다. 그리고 30분 안에 승패가 갈린다고 하지요. 승패의 주요 요인은 몸집입니다. 3~7퍼센트의 미세한 신장 차이라 해도 몸집이 큰 개체가 승리한다고 합니다.

하지만 덩치가 작은 개체에게 세로토닌을 주사하면 결과는 달라집니다. 작은 개체가 승리할 확률이 무려 60퍼센트나 높아지죠. 이는 세로토닌이 척수

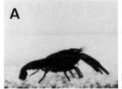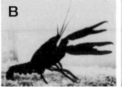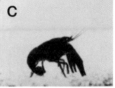

출처: Tierney, A., &Mangiamele, L., 2001.

에도 들어 있으며 자세에도 영향을 미치기 때문입니다. 덩치를 크게 부풀리는 자세를 취함으로써 상대가 '나보다 큰 녀석이다'라고 오인해 항복하게 되는 것이죠.

위 A, B, C 세 장의 사진 중 A는 세로토닌을 주사하기 전, 평범한 가재의 자세입니다. B는 공격이나 방어할 때의 자세로 집게발을 들어 상대를 위협하고 있습니다.

C는 세로토닌을 주사한 뒤의 자세입니다. 상대와 정면으로 마주 보았을 때 실제보다 몸집이 크게 보이도록 배를 말고 있습니다. 이는 세로토닌의 영향으로 나타나는 특징적인 자세로 '세로토닌 자세'라고 알려져 있습니다. 상대에게 우월성이나 공격성을 나타내는 자세로 바닷가재에서도 같은 모습을 찾아볼 수 있습니다.

: 자세만 바르게 해도 행복감이 높아진다

미국의 심리학자 에이미 커디의 연구에 의해 몸을 크게 펼치는 '하이 파워 포즈'를 취하면 테스토스테론이 늘어나고 항 스트레스 호르몬인 코르티솔이 줄어든다는 사실이 밝혀졌습니다. 심리적으로도 행복감이나 의욕을 높이고 스트레스는 줄여준다고 합니다.

반면에 몸을 작게 움츠리는 '로우 파워 포즈'는 반대 상태가 된다는 사실을 알아냈습니다.

확실히 하이 파워 포즈를 취했을 경우 그 모습을 본 사람은 상대가 위압적이면서도 권력을 가진 사람이라는 인상을 받아 섣불리 나서지 못하게 되겠죠. 이때 '하이 파워 포즈'를 취하는 본인에게도 힘이 솟아나고 스트레스가 줄어드는 효과가 있습니다.

실제로 우리가 어떤 자세를 취하면 그 신체 정보가 뇌로 전달되면서 자세와 일치되는 심리 상태가 만들어집니다. 즉, 하이 파워 포즈를 취하자 그와 일치하는 심리 상태가 되면서 활력이나 자신감 등 긍정적 영향을 주는 호르몬 분비를 촉진시킨 것이라 할 수 있습니다.

스트레스에 대한 심리적·생리적 반응에 자세가 미치는 영향을 보여주는 흥미로운 실험 결과는 또 있습니다. 오클랜드대학의 심리학자 네어는 실험 참가자를 두 그룹으로 나누어 한 그룹은 스트레스를 받아도 똑바로 서서 바른 자세를 취하게 했고, 나머지 한 그룹은 등을 구부리고 고개를 떨군 자세를 취하게 했습니다. 두 그룹에게 스트레스를 가한 후 심신의 반응을 측정해보았습니다. 그러자 상반된 결과가 나타났습니다.

자세를 바르게 유지한 그룹에 속한 사람들은 구부정한 자세를 취한 그룹에 비해 자존감이 높게 유지되어 있었고, 부정적 감정보다는 긍정적인 감정을 더 많이 느꼈으며, 심박수가 높아져 있었죠.

똑바로 선 바른 자세는 스트레스에 대한 '투쟁-도피 반응' 중 투쟁의 일반적인 모습과도 같습니다. 똑바로 서서 바른 자세를 취한 결과 자존감이 높아지고 긍정적인 감정을 느꼈던 것입니다(투쟁-도피 반응은 위협적인 상황에 직면했을 때 우리 몸이 보이는 생리적, 심리적 반응이다. 위험에 맞서 싸우거나 그 상황에서 벗어나 도망치기 위한 준비를 하는 것으로 투쟁 반응이 활성화되면 심박수가 빨라지고, 호흡이 가빠지고, 근육이 긴장하는 등 신체적으로 각성 상태가 된다 — 편집자).

반대로 스트레스를 느꼈을 때 구부정한 자세를 취하면 소극적이며 나른한, 부정적 감정이 생겨났다고 합니다.

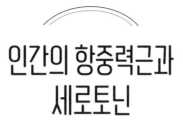

인간의 항중력근과
세로토닌

자세와 우울증의 상관관계는 매우 복잡하게 얽혀 있습니다. 인간의 항중력근, 그리고 항중력근의 활성화에 영향을 주는 세로토닌에서도 그 연관성을 찾아볼 수 있죠. 먼저 항중력근에 대해 살펴보겠습니다.

쥐와 인간은 당연하게도 세부적인 발달 과정과 최종적인 운동 능력에서 크게 차이를 보입니다. 하지만 태어난 직후부터 똑바로 서기까지의 과정, 즉 직립 보행 직전까지 과정을 축소해보면 비슷한 경과를 밟는다는 사실이 밝혀진 바 있습니다. 쥐의 1일당 시간의 경과를 인간의 1개월에 적용해보면 거의 비슷하죠.

그러나 인간이 직립 보행을 시작하면서부터 인간과 쥐의 자세는 달라집니다. 중력을 거스르고 일어서야 하니까요. 인간은 직립 보행을 시작하면서 쥐와

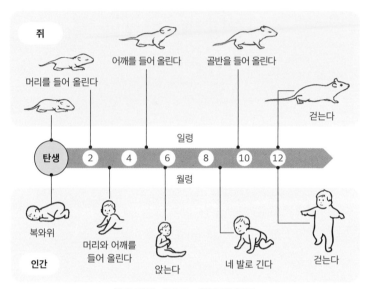

쥐

머리를 들어 올린다

어깨를 들어 올린다

골반을 들어 올린다

걷는다

일령

탄생

2 4 6 8 10 12

월령

인간

복와위

머리와 어깨를 들어 올린다

앉는다

네 발로 긴다

걷는다

쥐의 하루는 인간의 1개월에 해당한다

출처: Vinay,L et al(2005).

는 완전히 다른 방향으로 진화한 것입니다.

　인류 선조가 숲에서 사바나 초원으로 나와 두 발로 일어나 걷게 된 진화 과정을 생각해보면 가장 큰 장애물은 중력이었습니다. 이족 보행을 하려면 중력을 거스르고 일어서는 자세를 유지하기 위한 항중력근이 제대로 갖추어져야만 했죠. 여기서 항중력근은 중력에 저항해서 작용하는 근육으로 **등줄기를 곧게 세우기 위한 목덜미, 등뼈 주변, 하체 근육, 눈을 뜨기 위한 눈꺼풀, 표정을 만들기 위한 안면 근육** 등입니다.

　입이 벌어지지 않게끔 닫아두는 것 역시 항중력근의 작용입니다. 흔히 전철 안에서 곤히 잠든 사람을 볼 수 있는데, 대부분이 입을 헤 벌리고 있죠. 항중력근의 작용이 멎으면 자세를 유지할 수 없게 되면서 입이 열리고 마는 것입니

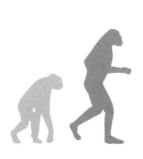
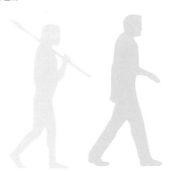

다. 얼굴의 표정에도 항중력근이 작용하고 있는데, 웃을 때 입꼬리를 올리거나 뺨을 끌어당깁니다. 자고 있을 때는 이들 근육도 쉬고 있지만 깨어 있을 때는 항상 작용하고 있습니다.

세로토닌은 항중력근의 운동신경을 높여주고 강화하는 작용을 합니다. 따라서 세로토닌이 활성화되어 있을 때면 등줄기가 빳빳해지고 얼굴에서도 활기가 느껴지는 것이죠. 다시 말해, 세로토닌은 손이나 손가락에 있는 정밀한 근육이 아닌, 몸의 중축인 **체간의 항중력근이나 자세유지근에 크게 작용하는 인류에게 중요한 호르몬입니다.**

• 항중력근을 자극해 우울한 기분을 개선한다

세로토닌은 앞서 이야기했던 것처럼 우울증과 관련 있는 신경전달물질로, 부족 시 우울증이나 불안의 원인이 되기도 합니다.

그런데 항중력근과 세로토닌의 작용에 관한 흥미로운 사실이 하나 있습니다. 항중력근을 자극하면 반대로 세로토닌이 분비된다는 것입니다. 쥐를 이용한 동물 실험에서 항중력근에 관여하는 뇌의 부위에 전기 자극을 가하면 뇌 안의 세로토닌 신경이 발화한다는 사실이 밝혀졌죠. 이는 결과적으로 자세를 바르게 하면, 뇌내 세로토닌의 발화가 촉진되어 우울한 기분이 저하되고 마음의 안정을 찾을 수 있다는 의미입니다.

항중력근과 우울증에 관한 연구 결과를 토대로 더 자세히 알아봅시다. 뉴질랜드의 정신의학자 윌크스는 경도에서 중증도 우울증을 진단받은 61명을 '평소대로 앉는 그룹'과 '자세를 펴는 그룹' 두 그룹으로 나눴습니다. 무작위로요. 그 후 그 자세로 5분 동안 스피치를 하게 하거나 숫자를 세는 문제를 내는 등 스트레스가 가해지는 과제를 부여했습니다. 참고로 실험 전에는 모든 참가자가 현저하게 몸을 앞으로 구부린 자세를 취하고 있었습니다.

실험 결과 '자세를 펴는 그룹'의 참가자는 긍정적인 감정이 높아져서 더욱 많은 단어를 이야기하게 되었죠. 끙끙대며 고민하는 일도 줄어들었습니다. 특히 **가슴을 펴고 어깨의 각도를 수평으로 만드는 자세가 불안감 등의 부정적 감정을 저하시키는 데 도움을 준다**는 사실도 밝혀졌습니다.

우울증 환자는 과거의 부정적인 기억을 상기시키기 쉽다고 합니다. 실제 이 실험에서도 앞으로 웅크린 자세로 과거의 기억을 상기시키자 부정적인 기억이 떠올랐죠. 반면, 자세를 곧게 편 뒤 기억을 상기시키자 긍정적인 기억도 함께 떠올리기 쉬워졌다고 합니다.

이처럼 자세는 우리의 마음과 밀접한 관계가 있으며, **바른 자세는 행복감을 높이는 방법 중 하나**라고 할 수 있습니다.

: 승리의 포즈, 만세를 하면 아드레날린과 세로토닌이 분비된다

아래 사진은 2023년에 WBC에서 일본이 우승한 순간, 투수인 오타니 쇼헤이가 승리의 포즈를 취하고 있는 사진입니다.

축구 선수가 골을 넣었을 때, 야구에서 투수가 삼진을 따냈을 때처럼 짜릿한 성공을 거둔 순간에는 주먹을 불끈 쥐고 팔을 힘껏 들어 올리는 일명 승리의 포즈를 취하곤 하죠.

이것은 아드레날린의 작용입니다. 아드레날린은 부신수질에서 분비되는 호르몬으로, 스트레스에 의해 심박수를 높이거나 신체를 전투태세로 만듭니다. 또한 근육에 에너지를 보내서 운동 능력을 높이죠.

척추동물의 경우 세로토닌은 교감신경계에서 분비되는 아드레날린과 동등한 역할을 맡는 것으로 알려졌습니다. 주먹을 움켜쥐고 팔에 힘을 줘서 승리포즈를 취하는 것 역시 아드레날린이나 항중력근에 작용하는 세로토닌의 작

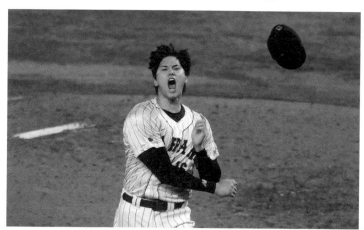

WBC에서 우승한 순간 승리의 포즈를 취한 오타니 쇼헤이

사진: USA TODAY Sports/로이터/이롭로

용입니다.

그렇다면 만세는 왜 하는 걸까요. 만세를 할 때는 분명 기분이 좋을 때죠. 그 순간 두 팔을 하늘 높이 힘차게 들어 올리게 됩니다. 이 또한 승리 포즈와 마찬가지로 아드레날린이나 항중력근에 작용하는 세로토닌이 관여하고 있습니다.

생각해보면 승리 포즈나 만세, 그리고 기뻐서 웃는 등의 행복함을 표현하는 자세의 공통점은 항중력근에 강한 힘을 넣는다는 사실입니다.

다만, 행복감의 정도에 따라 자세는 달라집니다. 기쁨과 흥분이 절정에 달한 순간 사람은 만세보다도 승리 포즈를 취하게 됩니다. 또한 미소라기보다는 입을 크게 벌리고 포효하는 듯한 표정을 짓게 되죠. 그야말로 아드레날린과 세로토닌 모두가 최고조인 상태로 항중력근을 강하게 수축시킵니다. 만세보다 승리 포즈가 위팔에 더욱 강한 힘을 주게 되고, 미소보다는 입을 크게 벌리는 쪽이 더 큰 근육에 힘을 주게 되니까요.

• 팔동작만으로 불쾌감을 긍정적 감정으로 바꾼다!?

규슈대학 대학원의 사사키 교시로를 비롯한 연구진이 진행한 흥미로운 실험을 소개하겠습니다. 실험 방법은 이렇습니다. 연구진은 우선 참가자들에게 긍정적, 중립적, 부정적인 세 종류의 영상을 관찰하게 하여 다양한 감정을 불러일으켰습니다. 이후 화면 중앙에 검은 동그라미가 표시되면 즉석에서 그 동그라미를 위 혹은 아래로 밀어서 이동시키게 했죠. 팔을 위 혹은 아래로 움직이게 한 것입니다. 항중력근을 사용하게 하기 위함이었죠. 그 후 조금 전의 영상을 얼마나 기분 좋게 느꼈는지 평가하게 했습니다(139쪽 그림).

실험 결과, 영상을 관찰한 직후 팔을 위로 움직인 사람들, 즉 항중력근을 사용한 사람들은 기분이 좋아졌지만, 반대로 항중력근을 사용하지 않고 팔을 아래로 움직인 사람들은 불쾌한 기분이 들었던 것으로 나타났습니다. 심지어 그 효과는 그림을 관찰한 '직후'에 팔을 움직인 경우만으로 한정되어 있었죠.

이 실험 결과를 토대로, 시각적 정보(보는 것)에 따라 감정을 느낀 '직후'에 팔을 위로 움직여서 항중력근을 움직이면 세로토닌이 늘어나 긍정적인 감정을 받게 된다고 유추했습니다.

이는 인간의 감정이 뇌의 작용일 뿐만 아니라 신체 움직임에도 영향을 받을 수 있으며, 감정을 느낀 직후의 움직임에 의해 바뀔 수 있음을 시사합니다.

이를 일상의 행복 찾기에 적용해보면 어떨까요?

스트레스를 받거나 불쾌한 일이 있었을 때, 혹은 기분 나쁜 것을 보고 들은 직후 항중력근을 활용하는 동작, 가령 미소를 짓거나 팔을 들어 올리는 동작을 취해보는 겁니다. 스트레스에 따른 불쾌감을 경감시키거나 좋은 기분으로 바꿀 수 있을지도 모릅니다.

직후의 동작에 따라 감정이 달라진다

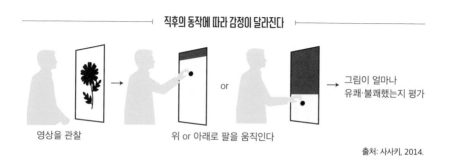

영상을 관찰　　　　　위 or 아래로 팔을 움직인다　　　　　그림이 얼마나
유쾌·불쾌했는지 평가

출처: 사사키, 2014.

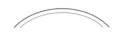

다른 행복 호르몬의
과도한 활동을 조절하는 세로토닌

: 세로토닌과 도파민 그리고 노르아드레날린

2장에서 설명한 것처럼 세로토닌과 도파민의 관계는 시소와 같아서 도파민이 많은 사람은 세로토닌이 적은 상태라고 할 수 있습니다. 예를 들어 충동성이 강하고 쉽게 발끈하는 사람은 도파민이 많고 세로토닌이 적은 상태인 셈이죠. 또한 폭력적인 사람이나 자살을 갈망하는 사람도 같은 경향을 보입니다.

세로토닌은 이처럼 도파민이 과도하게 활동할 경우 균형을 조절하여 뇌내 보상 경로가 폭주하는 현상을 억제해 마음의 안정을 찾아줍니다(141쪽 그림).

또한 노르아드레날린의 작용도 억제해줍니다. 노르아드레날린은 다양한 스트레스에 의해 부신수질에서 만들어집니다만, 뇌에서도 합성되어 각성 수준이나 주의력을 조정하거나 불안한 기분을 조성하기도 합니다. 그래서 스트레스에 의해 노르아드레날린이 폭주하면 불안이나 공포가 강해지고, 혼란에 빠지면서 공황장애나 불안증 등을 유발할 수 있죠. 이 증상들은 자신을 과도하게 방어하려는 마음을 제어하지 못해 돌연히 공황 발작을 일으키는 것입니다.

세로토닌은 노르아드레날린을 억제하므로 이 같은 증상을 억눌러줍니다.

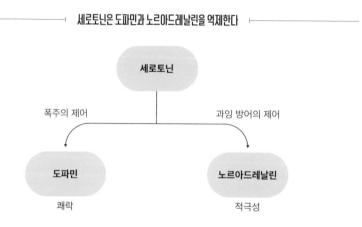

세로토닌은 도파민과 노르아드레날린을 억제한다

세로토닌

폭주의 제어

과잉 방어의 제어

도파민

쾌락

노르아드레날린

적극성

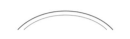

기분이 좋아지고 마음이 평온해지는 세로토닌 습관

: 리듬 운동1(걷기)

세로토닌은 규칙적인 생활을 하거나, 빛을 쬐거나, 걷기, 호흡, 저작 운동 등의 '리듬 운동'을 하면 분비량이 증가합니다.

리듬 운동은 근육의 수축과 이완을 주기적으로 반복하는 운동입니다. 뇌간에는 리듬을 만들어내는 시스템이 존재하는데, 이를 통해 실시되는 운동이라면 종류는 상관없습니다. 가장 쉽게 시도할 수 있으면서 지속할 수 있는 리듬운동이 걷기, 호흡, 저작 운동인 거죠.

여러 종류의 리듬 운동 중에서 예를 들어 걷기와 같은 운동을 한다면 매일 계속하는 것이 중요합니다. 세로토닌을 분비하는 신경이 단련되기까지 3개월의 기간이 필요하다는 연구 결과도 있답니다. 매일이 힘들다면 하루 건너서라도 **장기간 계속하는 것이 중요해요.** 수 주일에서 수개월은 계속합시다. 도중에 중단하고 만다면 세로토닌 분비 뉴런은 본래의 상태로 되돌아갑니다.

좋은 소식도 있어요! 횟수는 **하루에 한 번만 해도 충분합니다.** 몇 번씩 반복할 **필요는 없어요. 시간도 10분 이상, 30분까지면 OK!** 너무 짧으면 효과가 없고, 너무 길면 지쳐버리게 되므로 역효과가 날 수 있으니까요. 게다가 지나치게 과도한 운동을 하면 근육 안에 피로물질인 젖산이 축적되고, 이는 세로토닌의 분비를 억제하기도 합니다.

세로토닌 분비 목적인 만큼 효과적인 리듬 운동으로서의 걷기 자세를 소개해 보겠습니다. 우선, 느릿느릿하게 걸어서는 리듬감이 생겨나지 않기 때문에 리듬 운동이 되지 못합니다. 살짝 숨이 찰 정도의 빠른 걸음으로, 팔꿈치를 구부리지 않고 어깨 관절을 의식하며 두 팔을 크게 흔들어 한 걸음씩 넓게 내디뎌 보세요. 1분 동안 60~70미터를 걷는 속도로요. 나이나 계절에 따라서 다르겠지만 쉬지 않고 20분 정도, 기분 좋게 땀이 흐르는 정도가 좋습니다.

걷기 외에 시도해 볼만 한 리듬 운동으로는 오르막이나 계단 오르내리기, 조깅, 수영, 자전거 타기, 에어로빅, 드럼, 재즈나 힙합 등의 템포가 빠른 댄스 등이 효과적입니다.

: 리듬 운동2(호흡)

아기가 젖을 빠는 것, 사지를 써서 바닥을 기어다니는 것, 불쾌감이나 공복 등을 부모에게 전달하기 위해 우는 것 역시 리듬 운동입니다. 특히 영유아가 적절한 시간에 적절한 소리로 우는 것은 호흡이라는 리듬 운동의 일종으로 세로토닌 분비를 활성화시킵니다. 아기는 '우는' 행위를 통해 불안감이나 스트레스를 스스로 줄이고자 합니다.

물론 어른들도 '호흡'이라는 리듬 운동을 통해 세로토닌 분비를 늘릴 수 있습니다. 평소 거의 무의식적으로 숨을 쉬고 있지만, 하루에 10분 정도라도 좋으니 의식해서 호흡해 보세요. 방식도 쉽습니다. 천천히 깊게 숨을 들이마시고 내뱉는 거예요. 덧붙여 심호흡하며 마음을 진정시키자는 생각을 가지면 한층 효과가 높아집니다.

> **➔ 심호흡법(딥 브리딩)**
> 천천히 깊게 호흡하면 항 스트레스 호르몬인 코르티솔을 감소시키고 세로토닌 분비를 촉진시킵니다.
>
> ① 앉은 상태 혹은 편안하게 등을 대고 누운 상태에서 천천히 코로 숨을 들이마십니다.
> ② 숨을 코로 들이마심과 동시에 복부가 부풀어 오르듯 의식적으로 깊게 호흡하고, 가슴은 거의 움직이지 않도록 합니다.
> ③ 천천히 복부를 꺼트리며 입에서 숨을 토해냅니다. 길게 토해내는 것이 포인트입니다. 숨을 모두 토해낸 뒤 힘을 빼면 자연스럽게 숨이 들어옵니다.
> ④ 동작을 몇 분 동안 계속해서 실시합니다.

: 식사(특히 아침)

필수 아미노산의 일종인 트립토판은 세로토닌 합성에 필요한 재료지만 체내에서는 합성할 수 없어 음식물로 섭취해야 합니다. 따라서 **트립토판이 풍부한 식품인 바나나, 유제품, 콩으로 만든 제품(두부나 낫토 등), 달걀, 참깨를 섭취하면 세로토닌 분비에 도움을 줍니다.**

그리고 **특히 아침밥은 챙겨 먹도록 합시다.** 몸과 마음이 잠에서 깨어나기 위해서는 아침 햇살을 쬐거나 아침 식사를 하며 몸을 각성시킬 필요가 있기 때문이죠.

게다가 앞서 언급한 것처럼 저작 운동은 리듬 운동으로 세로토닌 증가에 도움을 줍니다. 단, 뭔가를 하면서 밥을 먹거나 느릿느릿하게 밥을 먹으면 리듬감이 없으므로 삼가고, 마찬가지로 **리듬 운동에는 '저작' 활동이 중요하니 의식적으로 꼭꼭 씹도록** 합시다. 음식물을 입에 넣고 삼키기까지 20번 이상 씹는 것이 좋습니다.

같은 맥락으로 요리할 때 식재료는 크게 썰고, 뿌리채소 등 식감이 강한 재료를 넣어서 씹는 맛을 살리도록 합시다. 죽이나 면류 등, 너무 부드러워서 잘 씹지 않아도 되는 음식물을 먹은 뒤에는 저작 운동을 보충하기 위해 껌을 씹는 것도 추천합니다.

: 햇빛 쬐기

날씨가 좋은 날에는 기분도 좋지 않나요? 햇빛을 쬐면 세로토닌 분비량도 늘어납니다. 햇빛이 아니라 2000~3000룩스의 아주 밝은 빛으로도 효과를 얻을 수 있습니다. 밝은 빛을 쬐면 단시간이라도 세로토닌 신경을 활성화시킨다는 사실은 동물 실험을 통해 밝혀졌습니다. 실제로 북유럽처럼 여름에도 일조량이 적은 지역에는 정신질환자의 수가 많은데, 이에 대한 치료법으로 인공조명을 사용하기도 하며, 치료 효과도 좋습니다.

세로토닌은 잠을 잘 때는 분비되지 않고, **아침 햇살을 쬐면서 분비되기 시작합니다.** 이 성질을 최대한 이용하려면 취침 중에는 어두컴컴한 방에서 잠을 자고, 아침에 해가 뜨거든 태양 빛을 충분히 쬐어야 합니다.

더더군다나 수면의 질은 세로토닌 분비와 밀접한 관련이 있으므로 어두운 취침 환경을 만들어주는 것은 세로토닌 분비에 간접적인 영향을 미칠 수 있습니다. 세로토닌 분비가 시작되는 아침 시간이 되면 바로 태양 빛을 쬘 수 있도록 침실에는 창문을 설치해 아침 햇살이 들어오게 하고, 자기 전에 커튼을 쳐서 어두컴컴한 상태를 만들어 몸에 확실한 개일주기(槪日週期, 하루를 주기로 나타나는 생물의 변화 현상 – 옮긴이)를 새기는 것이 매우 중요하다고 할 수 있습니다.

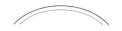

세로토닌이 부족하면 쉽게 발끈한다!?

세로토닌이 부족할 경우 정신적으로 불안정해지고 기분이 우울해지기 시작합니다. 또한 스트레스에 의해 짜증이 나고 공격성이 높아지는, 이른바 쉽게 발끈하는 상태가 됩니다. 참을성이 떨어지거나 긴장의 끈이 풀리는 등 감정을 조절하지 못해 분노를 폭발시키거나 상식을 벗어난 행동을 취하게 되는 경우도 있죠.

이미 언급했듯 세로토닌이 불안감이나 긴장, 분노 등을 억제해주기 때문입니다. 세로토닌의 작용이 감소하면 감정을 억제하는 힘이 약해져 쉽게 발끈하게 되는 것이죠.

재활의학부 교수인 고니시 마사요시에 따르면 최근 들어 사람들의 세로토닌 분비가 감소했다고 합니다. 그 원인은 생활습관에 있고요. 그도 그럴 것이, 예전과 같은 중노동에서 해방되어 육체적 부담이 적은 생활 환경이 갖춰졌을 뿐만 아니라(운동 부족) 밤낮이 바뀐 생활(햇빛 부족), 스트레스, 과도한 업무나 스마트폰 사용 등으로 인한 불규칙적인 생활(수면 부족) 그리고 가공식품, 인스턴트 식품 섭취 증가로 인한 영양 부족 등 현대의 생활상은 많이 변했습니다. 세로토닌 분비와는 거리가 생겼다고 볼 수 있지요.

Chapter
5 ☺

몸과 마음의 회복력이 필요한가요?

자연 치유력으로 아픔을 완화하고
활력을 되찾아주는
행복 호르몬

Ⓔ엔도르핀

고통은 없어지고
행복감이 감돈다

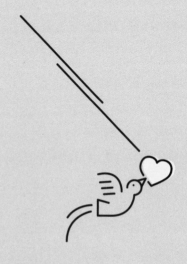

엔도르핀의 역할을 설명할 때 자주 등장하는 한 가지 예시가 있습니다. '러너스 하이'라고 불리는 현상입니다. 풀 마라톤 주자는 골인 지점으로 향하는 도중, 몇 번의 고통을 참아내며 언제 달리기를 그만둘까 갈등을 반복합니다. 하지만 골인하는 순간의 짜릿한 성취감을 맛보기 위해 괴로움을 견뎌내며 계속해서 달리죠. 이때 뇌내에서 분비되는 물질이 바로 엔도르핀과 도파민입니다.

도파민은 목적을 달성하기 위해 어떠한 고통이 있더라도 극복하고자 하는 의욕을 높여주는 한편 엔도르핀은 그 고통을 완화해 줍니다. 그리고 어느 순간부터 고통은 없어지고 행복감이 감도는 '러너스 하이' 상태가 됩니다.

이처럼 원래 엔도르핀은 아픔이나 고통 등으로 전해지는 신체의 긴급 상황에 대처하고 이를 극복해 안정을 되찾고자 진화한 물질입니다. 우리가 **아픔을 느끼면 신체는 이를 긴급한 상황으로 간주해 엔도르핀을 분비**하지요.

이번 장에서는 엔도르핀이 우리 신체에 어떤 치유의 효과를 주는지 살펴보기로 합시다.

체내에서 분비되는 모르핀,
진통 효과는 6.5배!

엔도르핀은 뇌의 시상하부와 하수체에서 분비되는 호르몬입니다. 시상하부의 궁상핵에는 엔도르핀을 생성하는 세포가 있는데, 하수체, 편도체, 복측피개영역, 중뇌수도 주변 회백질, 간뇌 등 다양한 영역과 연결되어 있죠.

엔도르핀은 중추신경계에서는 신경전달물질로서 작용하지만, 뇌하수체에서는 순환기계로 분비되는 호르몬으로서 작용하기도 합니다. 호르몬으로서의 작용은 부교감신경과 관련이 있는데, 맥박을 늦추거나, 근육을 이완시키거나, 혈관을 확장하거나, 혈압을 낮추는 등 전신에 작용하여 안정 효과를 줍니다. 또한 뇌의 쾌감 중추를 자극하여 **기쁨이나 행복감을 주고, 심리적으로는 불안이나 긴장을 완화해주는 효과**가 있습니다. 게다가 엔도르핀은 최종적으로 코르티솔이나 아드레날린 등의 항 스트레스 호르몬의 수치를 낮춰 스트레스 반응으로 인한 신체의 부정적인 영향을 줄여주고 저항력을 높여줍니다.

하지만 엔도르핀이 우리 인체 내에서 갖는 의미는 무엇보다도 '체내에서 분비되는 모르핀'이라 할 수 있습니다. 실제로 마약의 일종이자 의료계에서는 강력한 진통제로 쓰는 모르핀보다 6.5배나 강한 효과가 있죠.

※ 엔도르핀에는 알파(α)·베타(β)·감마(γ)의 세 종류가 있는데 그중에서 고통을 제거할 때는 β-엔도르핀이 가장 많이 분비됩니다. 따라서 이 책에서는 β-엔도르핀에 대해 다루겠습니다만, 표기는 단순히 엔도르핀이라 쓰도록 하겠습니다.

엔도르핀이 '뇌내 모르핀'이나 '뇌내 마약'이라 불리는 것은 비유적인 표현만은 아닙니다. 엔도르핀의 화학 구조가 모르핀의 일부와 흡사하여 같은 수용체에 받아들여지기 때문입니다.

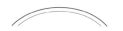

아픔을 억눌러
생존 확률을 높이는 호르몬

엔도르핀이 분비되면 심리적으로는 멍하면서도 다행감(깊은 행복이나 낙관적 행동 등에 수반하는 극도로 고양되는 느낌이나 감각 — 옮긴이)이 드는 등 매우 강렬한 행복감이 느껴지지만, 그 상태가 오래 지속되지는 않습니다.

만약 그렇지 않고 엔도르핀의 벅찬 희열, 혹은 행복감이 오래 지속된다면 어떨까요. 아마도 나른함과 동시에 편안한 행복감이 계속 느껴지니 우리는 최선의 결단을 내릴 수 없어지겠죠.

우리에게 아픔은 '위험한 상황이 발생하고 있다'라는 경고 신호로서의 의미가 있습니다. 즉, 위험에 대처하기 위한 최선의 선택을 내리려면 아픔을 느낄 필요가 있다는 뜻입니다. 그러나 그 아픔이 '최선의 선택'을 할 수 없을 정도일 때, 엔도르핀이 분비됩니다. 아픔을 억눌러서 생명체가 살아남을 확률을 높여 주기 위해서요.

예를 들어 수렵 채집의 시대, 사냥을 하던 중 다리가 부러졌다고 가정하겠습니다. 이때 심한 고통이 계속 이어진다면 그 자리에서 한 발짝도 움직이지 못해 굶어 죽거나 다른 육식동물의 먹잇감이 되어버리고 말겠죠. 하지만 이때 아픔을 되도록 짧은 시간 안에 억누른다면 일단은 그 자리에서 어찌어찌 움직일 수 있게 될 테고, 사람이 사는 가까운 마을로 걸어가 도움을 받고 살아남을 수 있을지도 모릅니다.

　인간이 아니라 약육강식의 세계를 사는 야생동물에게도 마찬가지입니다. 아프리카의 사바나에서 치타가 얼룩말을 노리는 장면을 TV를 통해 본 적이 있을 겁니다. 치타가 사냥에 성공하고 얼룩말은 목을 물려서 고통스럽게 발버둥칩니다. 이때 얼룩말의 뇌에서는 아픔을 거의 느끼지 못할 정도로 엔도르핀이 최대한으로 분비되고 있습니다. 덕분에 마구 발버둥을 칠 수 있고, 운이 좋다면 도주에 성공하게 될지도 모릅니다. 혹은 반대로 그 자리에서 치타의 먹이가 되더라도 최후에는 엔도르핀 덕분에 멍하니 의식이 흐려져서 아픔이나 고통을 최소한으로 느끼며 떠나게 됩니다.

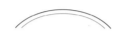

대인 관계와 깊게 관련된
엔도르핀이 선물하는 행복감

엔도르핀의 행복감이란 예를 들어 대학에 합격했을 때의 기쁨이나 오랫동안 계속해 온 일의 성과를 상사에게 인정받았을 때 느낄 수 있는 감정입니다.

'짜릿한 성취감으로 기분이 좋다고 느낄 때는 어떤 순간입니까?'라는 질문으로 대학생 300명에게 실시한 설문조사 결과를 통해 엔도르핀이 분비되는 대표적인 상황에 대해 살펴봅시다(157쪽 그림).

가장 많이 언급된 상황은 '자신'이 '목표'를 '달성'한 '순간'임을 알 수 있습니다. 그리고 이는 '어려운' '게임'이나 '공부'를 마쳤을 때, 혹은 '과제'가 '끝났을' 때, '아르바이트'에서 '월급'이 '나올' 때 역시 그 같은 성취감이 얻어짐을 알 수 있죠. 또한 '대회'에서 '좋은' '성적'이나 '결과'가 '나왔을' 때나 '시험'이나 '시합'에서 '합격'하는 모습을 '볼' 때임을 알 수 있습니다.

2장에서 소개했듯이 흔히 도파민을 쾌락물질이라 부르지만, 사실 도파민은

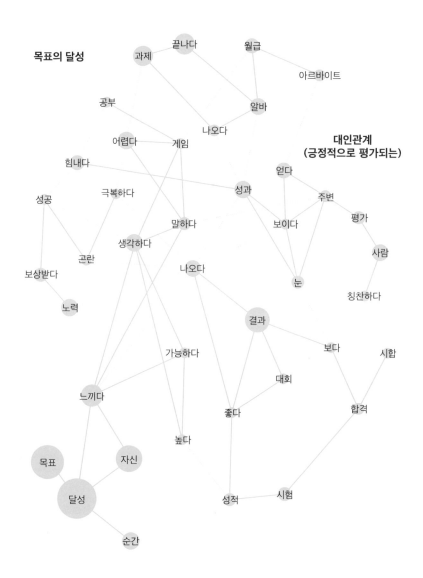

목표의 달성

끝나다
과제
월급
아르바이트
알바
공부
나오다
어렵다
게임
대인관계
(긍정적으로 평가되는)
힘내다
성과
얻다
주변
평가
성공
극복하다
말하다
보이다
사람
생각하다
곤란
나오다
눈
칭찬하다
보상받다
노력
결과
보다
시합
가능하다
대회
합격
느끼다
좋다
높다
목표
자신
달성
성적
시험
순간

동그라미의 크기는 출현 빈도이며 큰 동그라미일수록 많은 사람이 쓴 말입니다. 선은 각각의 표현이 어떻게 연결되어 있는지를 나타냅니다. 선이 굵을수록 연관성이 강합니다.

출처: 야마구치 하지메 연구실.

보상을 기대할 때 분비되는 기대물질이고 목표를 달성했을 때의 흥분이나 감동은 엔도르핀 분비에 의한 것입니다. 엔도르핀은 목표 달성과 밀접한 관련이 있습니다.

또한 '(다른)사람'에게 '칭찬'받거나 '평가'를 받았을 때, '주변'으로부터 '평가'를 받았을 때라는 답변도 많았습니다.

여기서 알 수 있는 사실은 자신이 노력해서 무언가를 성취했을 때뿐만 아니라 '타인'에게 칭찬을 받거나 인정받았을 때도 엔도르핀이 분비되고, 행복감이라는 보상이 늘어난다는 것입니다.

이처럼 엔도르핀은 대인 관계와도 깊게 관련이 있습니다만, 이 사실은 간과되어 온 듯합니다. 따라서 이 책에서는 특히 대인 관계에 주목하여 소개하고자 합니다.

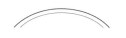

엔도르핀은 심리적 고통도
완화한다

엔도르핀의 작용은 알려진 것보다 훨씬 복잡합니다.

연구에 따르면 엔도르핀은 인간의 행동에서 뭔가를 '조절'하는 데 영향력을 발휘하는데, 그 주된 목표는 '행복'이 아니라 '가장 바람직한 상태로 회복'하는 것이라고 합니다.

예를 들어 엔도르핀에 의해 만들어진 '기쁨'이라는 감정은 기뻤던 기억을 마음속에 분명히 기억해두고, 이후에 우리가 고통을 느끼더라도 그 기억을 되살려서 앞으로 계속 나아갈 수 있도록 하기 위해 존재합니다.

또한 엔도르핀은 상반되어 보이는 여러 상황에서 분비됩니다. 예를 들어 식욕, 성적 반응, 기억 등을 억제하기도 하지만 자극하기도 하죠. 이는 각각의 상황에 따라 최적의 상태로 돌아가는, 호메오스타시스*homeostasis*(항상성) 효과가 있기 때문입니다. 이러한 엔도르핀의 항상성은 우리 몸이 자연 치유, 즉 긴급 상황에 대처하기 위한 진통 및 스트레스 완화 시스템을 효율적으로 작동시키고, 내부 환경의 안정성을 유지하기 위한 필수적인 조절 과정이라고 할 수 있습니다.

'가장 바람직한 상태로의 회복'에는 심리적 회복도 포함됩니다.

생리학자 판크세프에 의해 **엔도르핀에는 대인 관계 속에서 느끼는 편안함과 안정감 즉, 사회적 안도감을 가져다주는 효과**가 있다는 사실이 처음으로 발견되었습니다. 동물 실험을 통해 기니피그에게 모르핀을 주사하자 어미에게서 격리되더라도 고독이나 고통을 느끼지 않게 되었고, 그 결과 울음이 줄어들었죠. 이 사실로 엔도르핀은 신체적 고통뿐 아니라 심리적인 고통까지 완화해줌을 알 수 있습니다.

병아리를 이용한 연구도 있습니다. 일반적인 병아리는 사람의 손을 사발 모양으로 만들어서 품어주면 30~40초 이내에 눈을 감고, 마치 둥지 안에 있는 것처럼 얌전해집니다. 이때 병아리에게 모르핀을 주사하자 이 반응이 10초 정도 빨라졌습니다. 반대로 엔도르핀 작용을 방해하는 날록손(마약 해독제. 모르핀과 같은 아편유사제인 오피오이드*opioid*의 과다 복용으로 인한 증상을 되돌리는 데 사용되는 약물 – 편집자)을 투여하자 그 반응은 약 100초나 늦춰졌죠.

인간을 대상으로 한 연구에서도 마찬가지였습니다. 학교에서 왕따를 당하거나 동료로부터 소외되어 고독감을 느꼈을 때처럼 정신적 고통이 가해지면 엔도르핀이 분비되어 고통을 완화해주었습니다.

그리고 또 한 가지, 엔도르핀은 사람과 사람을 이어주는 유대감을 형성할 때도 중요한 역할을 합니다. 특히 즐거운 활동을 할 때, 사람과 사람을 이어주는 유대감 형성에 도움을 줍니다. 그래서인지 먼 옛날부터 사람과 사람을 이어주기 위한 행동의 대부분은 즐거운 활동(노래, 춤)을 수반했습니다. 이는 유대감을 다지는 데 엔도르핀의 분비가 필요하다는 사실을 많은 사람들이 알고 있었기 때문이 아닐까요?

예를 들어 회식이나 파티 등은 술집처럼 정해진 자리에 앉아서 주문한 요리를 먹는 것보다 스탠딩 파티처럼 자유롭게 움직이는 편이 더 친해지기 쉽습니다. 또는 바비큐처럼 불도 직접 피우고 조리도 직접 하며 몸소 움직이고 노력해서 모두가 공통된 목표를 달성할 수 있다면 훨씬 더 친해질 수 있지요.

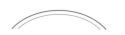

'신체 동조'와
엔도르핀

　우리는 죽이 잘 맞는 친구나 연인과 함께 있을 때면 어느샌가 몸의 움직임이 비슷해지게 됩니다. 이를 '신체의 동조'라 하는데 엔도르핀 분비에 의해 신체 동조가 강화된다는 사실이 밝혀졌습니다. 다시 말해, **자신과 같은 움직임을 보이는 상대방과 함께 있으면 엔도르핀이 분비되어 마음이 더 편해진다**는 뜻입니다. 어린 시절로 돌아가 보면 이 현상에 대해 더 쉽게 이해할 수 있습니다.

　우리는 갓난아기일 때 무의식적으로 부모와 같은 표정을 짓곤 합니다. 반대로 부모가 아이의 표정이나 목소리, 몸짓을 흉내 내기도 하죠. 그러면 아이는 부모가 자신과 같은 동작을 취하거나 같은 목소리를 내는 모습에서 공감을 받았다고 느끼고 그 기쁨으로 인해 부모에게 친근감을 갖게 됩니다.

　이러한 신체적 동조는 눈에 보이는 행동 수준에 국한된 이야기는 아닙니다. 부모와 자식은 '페리퍼스널 스페이스(60쪽 참고)', 즉 손을 뻗으면 상대방을 만지거나 조작할 수 있다고 뇌가 느끼는 영역에 있을 때 심박이나 호흡 등의 자율신경, 나아가 옥시토신이나 코르티솔 등의 호르몬까지 비슷하게 움직입니다. 따라서 아기가 불쾌감을 느껴 울음을 터뜨리면 눈앞에 있는 부모 역시 비슷한 불쾌감을 느끼게 되는 것이죠.

이때 부모는 불쾌한 상태로 끝나지 않고 아기를 안아 달래거나, 상냥하게 말을 걸거나, 동요를 불러주며 아기가 눈물을 그치도록 노력합니다. 이렇게 부모가 보살펴주면 아기의 뇌에서는 행복한 엔도르핀이 분비되어 울음을 그치죠. 이것은 부모와 자식 간 애착 형성의 생리학적 기초이기도 합니다.

가족이 아니더라도 우리는 이처럼 비슷하게 행동하는 타인으로부터 공감이나 애정을 감지해 편안함을 느끼게 되어 있습니다. 타인이 나와 비슷하게 행동하는 것이 어떻게 서로의 신뢰 관계나 호의를 높이는 결과로 이어질 수 있는 걸까요?

이 사실을 분석한 미국의 진화생물학자 랭에 따르면 **상대방의 신체와 동조하면 엔도르핀이 분비되어, 상대방에 대한 호의나 신뢰감을 높인다고 합니다.** 자신과 비슷한 동작을 하거나 행동하는 사람을 '나와 비슷한 사람'이라 느끼기 때문이죠. 심리학에서도 자신과 비슷한 성격, 가치관, 외모를 가진 사람과 함께 있으면 기분이 좋아지고 호의를 갖기 쉽다는 사실이 밝혀진 바 있습니다.

닮은 사람이 끌리는 것은 어찌 보면 본능 아닐까요? 성격이 비슷하면 함께 있더라도 자신의 기준이나 속도가 흐트러지는 일이 없고, 가치관이 비슷하면 언쟁 또한 줄어들 겁니다. 행동 패턴이 비슷하면 기상 시간이나 취침 시간도 비슷해져서 함께 생활하기 편하겠죠.

결국, 신체적 동조는 인간의 생존과 번식에 유리한 방향으로 진화해 온 본능이라 할 수 있으며, 엔도르핀은 이러한 본능을 강화하는 역할을 합니다.

몸과 마음의 자연 치유력을 깨우는
일상 속 엔도르핀 테라피

ⒹⓄⓈⒺ 행복의 기술 15

: 노래하기(음악)

원숭이들이 그루밍(동물이 털 고르기 등으로 청결을 유지하는 행위 ─ 옮긴이)하는 모습을 본 적이 있을 겁니다. 인간 이외의 영장류는 계속해서 그루밍을 합니다. 그루밍으로 청결을 유지할 뿐만 아니라 사회적인 결속을 구축하고 강화하는 것이죠.

연구에 따르면 그루밍은 뇌내 엔도르핀 분비를 촉진해서 친밀한 관계를 쌓게 해준다고 합니다. 하지만 살기 위해 반드시 해야만 하는 그 외의 중요한 활동(예를 들자면 섭식)이 있음을 생각하면 그루밍에 많은 시간을 할애하기란 불가능하고, 또한 그루밍해줄 수 있는 개체의 수 역시 한정적이죠.

특히 인간은 다른 영장류보다도 월등히 규모가 큰 그룹에서 생활하고 있기 때문에 유한한 시간 속에서 더욱 많은 관계를 유지하려면 동시에 여러 개체와의 유대감을 유지해주는 메커니즘이 필요합니다.

이와 관련해 영국의 인류학자 던바가 '인류는 동시에 많은 사람을 그루밍할 수단으로 목소리를 이용해 의사소통을 하기 시작했고, 이것이 음악으로 발전했다'라는 이론을 내놓았습니다.

음악은 다 함께 노래를 부르거나 악기를 연주하며 타인과 신체를 동조시키는 대표적인 활동이고, 이러한 활동은 엔도르핀의 분비를 촉진합니다. 다시 말해, 음악 활동은 여러 사람을 동시에 그루밍해주는 행동이자 엔도르핀 효과를 경험하기 위한 행동으로 덕분에 인간이 더욱 큰 그룹을 유지할 수 있었다는 것이죠.

음악을 통한 신체적 동조는 처음 보는 사이든, 친한 사이든 상관없이 동일하게 친밀한 관계성을 강화해주는 것으로 알려져 있습니다. 실제로 유치원에서 초등학교, 중학교, 고등학교, 대학교까지 다 함께 교가를 부르곤 합니다. 회사에 들어가서도 사가(社歌)가 있는 회사가 적지 않죠. 특히 신입생일 때 다 함께 노래를 부르는 경우가 많은데, 그 이유는 아마 처음 본 사람들이 금세 친해질 수 있는 효과를 기대해서일지 모릅니다.

종교 단체도 마찬가지입니다. 기독교를 예로 들자면 교회에서 다 함께 성가를 부르는 전통이 있지 않나요? 이 역시 같은 효과를 기대한 것이리라 생각합니다.

인간은 영장류의 선조에 비해 점차 큰 그룹에서 사회적 유대감을 쌓고 유지할 필요성이 대두되어 왔습니다. 그 문제를 해결하고자 노래나 춤 등 엔도르핀을 분비시키는 신체 동조 활동을 발명한 것이죠.

연구에 따르면 20~80명의 소규모 그룹이든, 200명 이상의 대규모 그룹이든, 합창을 하면 모두 동일하게 엔도르핀이 분비되면서 유대감이 강해지는 효과가 있었습니다. 인간은 다른 영장류보다도 큰 집단에서 활동하도록 진화해 왔으므로 음악은 그 결속을 유지하는 데 중요한 역할을 맡았던 셈입니다.

ⒹⓄⓈⒺ 행복의 기술 16
: 춤추기

고대로부터 대부분의 문화권은 음악과 함께 춤을 즐기는 풍습을 갖고 있었습니다. 일본에서 여름 축제 때 남녀가 한데 모여 둥그렇게 둘러서서 윤무를 추죠. 이처럼 모두가 같은 움직임으로 몸을 움직여 춤을 추는 전통은 전 세계에 존재합니다.

전통적인 춤은 개개인이 제멋대로 추는 것이 아니라 모두가 함께 같은 춤을 추는 것이 특징입니다. 이렇게 보조를 맞추는 움직임은 엔도르핀을 늘려서 춤추는 사람 간의 유대감을 강화시키며, 이후의 활동을 협조적으로 수행하게 해 사회적 행동을 촉진시키는 기능을 맡습니다. 전통을 중시하는 지역 사회는 음악이나 춤을 통해 사람들의 유대감을 강화시키고 공동체로서의 귀속 의식을 강화해야 할 필요성이 있었을 테니까요.

실제 실험에서도 노 젓기나 단체 음악 연주 등 신체를 동조시키는 활동을 한 뒤 엔도르핀이 분비된다는 사실이 밝혀진 바 있습니다.

춤은 본래 경쟁을 해야 하는 개인 경기도 아니거니와 외부에서 보고 평가를

하는 활동도 아닙니다. 모닥불을 에워싸고 춤을 추듯이, 결속을 다지며 살아
가고자 하는 집단의 지혜였다고 볼 수 있습니다.

⒟⒪⒮⒠ 행복의 기술 17

: 웃기

눈물이 날 만큼 한바탕 웃은 뒤에 멍하면서도 기분 좋은 행복감을 느낀 적 없
으신가요? 혹은 기분 나쁜 일이 있더라도 집으로 돌아와 코미디 프로그램을
보고 웃는 사이에 잊어버리게 된 경험은요?

제가 최근에 겪은 일을 예로 들어보겠습니다. 아버지가 말기 암으로 호스피
스 병동에 입원해 계셨을 때의 일입니다. 아버지는 오랜 병환으로 피골이 상
접하고, 표정도 흐려져 있고, 무슨 말을 하는지도 알아들을 수가 없었죠. 그런
상태가 일주일 정도 이어지자, 가족도 언제 임종의 시기가 닥칠지 몰라 암담
한 심정으로 지내고 있었습니다.

그러던 어느 날, 평소에 별로 만날 일이 없었던 매형이 문병을 왔습니다. 그
때 아버지는 만면에 미소를 보였습니다. 그 미소를 보았을 때 가족들은 너무
기뻐서 자신도 모르게 웃음을 띠었고 분위기는 일변했죠.

겨우 한순간의 미소였지만 그것만으로도 그전까지의 울적한 기분이나 괴
로움이 구름처럼 흩어지는 느낌이었습니다. 미소는 그만큼 사람의 마음을 끌
어당깁니다.

갓난아기의 미소 역시 동일하다고 볼 수 있습니다. 육아로 인해 많은 부모
는 날마다 녹초가 됩니다. 그럴 때 아기가 잠깐이라도 미소를 보여주거나 웃

음을 터뜨리면 그것만으로도 피로는 날아가 버리죠.

웃음은 행위는 영장류의 그루밍과 마찬가지로 주변 사람의 엔도르핀을 증가시키는 '원거리 그루밍'의 한 가지 형태가 아닐까 싶습니다.

영국의 인류학자 던바의 연구에 따르면 아래 그래프처럼 같은 코미디를 보더라도 혼자서 보는 것보다 네 명이 그룹을 짜서 함께 보았을 때 웃음이 터지는 빈도가 20퍼센트나 높다는 사실을 알 수 있습니다(그림 안의 ●는 여성, ○는 남성).

또한 오른쪽의 그래프처럼 혼자보다 네 명이 그룹을 짜서 함께 보고 웃었을 때 긍정적인 감정이 강해진다는 사실 역시 밝혀졌죠. 이는 엔도르핀과 신체 동조의 영향입니다. 이처럼 웃음이란 개인적인 행위라기보다 집단적인 행위

──────── 웃음에 대한 로빈 던바의 연구 ────────

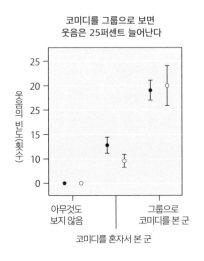

코미디를 그룹으로 보면
웃음은 25퍼센트 늘어난다

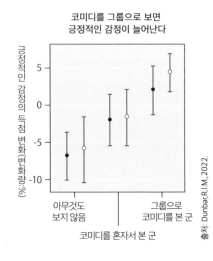

코미디를 그룹으로 보면
긍정적인 감정이 늘어난다

출처: Dunbar,R.I.M,2022.

이며, **집단을 하나로 뭉치게 하는 힘이** 있습니다.

웃음은 건강에도 영향을 미칩니다. 1989년에 리 S. 바크는 **웃으면 엔도르핀이 분비되고, 그 결과 면역 활성도를 높여준다**는 사실을 처음으로 밝혀냈습니다.

면역은 감염에 대한 저항으로 인간이 태어날 때부터 갖춘 방어 기구입니다. 그는 웃음이 선천적 면역세포인 NK(내추럴 킬러) 세포의 활성뿐 아니라 코르티솔과 같은 항 스트레스 호르몬 역시 웃음에 의해 최적화된다는 사실을 밝혀냈죠.

일본에서도 동일한 효과가 증명되었습니다. 1991년, 의사인 이타미 진로는 암 환자에게 코미디 공연 등을 관람하게 한 결과, NK 세포의 활성도가 상승했다고 보고했습니다. 마찬가지로 알레르기 연구자인 기마타 하지메는 웃음과 아토피성 피부염의 관계를 조사했고 그 결과, 실컷 웃은 사람은 증상이 개선되었으며 웃음에 의해 NK 세포의 활성도가 상승했다고 보고했죠.

또한 기마타 하지메는 아토피성 피부염에 걸린 수유 기간 중의 어머니들에게 코미디 영화를 보여주고 그 전후로 모유 속 멜라토닌의 농도를 측정했습니다. 멜라토닌은 세로토닌에서 만들어지며 수면이나 각성의 주기를 조절하는 호르몬으로 특히 아토피성 피부염 환자의 경우는 멜라토닌의 균형이 무너져 있지요. 실험 결과, 코미디를 보고 실컷 웃은 어머니는 모유 속 멜라토닌의 양이 증가해 있었습니다. 그보다 더 흥미로운 사실은 많이 웃어서 멜라토닌이 증가한 어머니의 모유를 마신 유아 역시 알레르기 반응이 약해져 있었다는 것입니다.

웃음은 엔도르핀과 함께 세로토닌 분비도 촉진시키므로 이것이 모유를 통해 아기에게 전해지면서 자율신경의 균형 회복을 촉진시켜 아토피성 피부염에 효과를 보인 거죠.

암 환자나 외과 수술을 받은 환자를 대상으로 한 연구에 따르면 유머가 리질리언스_resilience_ 즉, 스트레스에서 회복되는 힘을 높여준다고 합니다. 여기서 저는 빅터 프랭클의 『밤과 안개』를 떠올렸습니다. 그는 제2차 세계대전 중 나치스에 의해 강제수용소로 보내진 정신의학자로 기적적으로 살아남아 이후 그곳에서의 가혹한 체험을 의사의 눈으로 냉철하게 분석했습니다. 그리고 수용소 안에서도 자신을 잃지 않고 인간답게 살아가기 위한 방법 중 하나로 유머의 소중함에 대해 다음과 같이 밝혔죠.

"익히 알려져 있듯이 유머란 겨우 몇 초 동안이라도 주변으로부터 거리를 두고 상황에 휩쓸리지 않게끔 해주는, 인간이라는 존재에게 갖춰진 무언가다."

프랭클은 유머가 '자신을 잃어버리지 않기 위한 영혼의 무기'라고 생각했습니다. 그는 동료에게 '매일 의무적으로 최소한 하나는 우스갯소리를 만들자'라고 제안했고, 서로에게 각자가 직접 만든 우스갯소리를 선보였습니다. 극한의 상황에 놓이더라도 웃음은 마음의 회복력인 리질리언스를 높여준다고 믿은 것이죠.

웃음에는 엔도르핀의 효과로 자의식을 약하게 해주는 작용이 있다는 사실도 알려져 있습니다.

관련 실험에서 던바는 4인 1조의 그룹에게 '코미디' 혹은 '풍경' 영상을 보여주었습니다. 각 영상을 본 후 참가자는 동일 그룹의 누군가를 지명해서 자신에 대해 자세히 알릴 수 있는 자기소개문을 쓰게 했죠. 그 후 '얼마나 자신을 꾸밈 없이 담담하게 묘사했는가'라는 기준으로 자기소개문을 채점했습니다.

예를 들어 '1월에 폴댄스를 추다 떨어져서 쇄골이 부러졌습니다', '제가 좋아 하는 영화의 절반은 (부끄럽게도) 어린이 만화 영화입니다' 등 솔직하게 자신의 생각이나 감정을 드러낸 문장은 높은 점수를 받고, '저는 대학교 1학년입니다' 처럼 일반적인 문장은 낮은 점수를 받는 식으로요. 결과는 어땠을까요?

코미디를 보고 함께 웃은 그룹의 점수가 높았습니다. 함께 웃은 그룹은 자신 을 고스란히 드러내는 친밀한 표현을 많이 사용했죠. 이 또한 엔도르핀이 가져 다주는 효과가 아닐까 싶습니다.

엔도르핀은 우리가 편안한 기분으로 소통하게 해주기 때문이죠. 그 결과, 자 신을 좋게만 포장하려는, 즉 상대에게 잘 보이려는 '자의식'이 약해진 것입니 다. 이러한 사실로 '함께 웃기'로 신체를 동조시키면 있는 그대로의 자신을 드 러내는 것에 대한 걱정과 불안감이 누그러지며 소통이 좀 더 원활해짐을 알 수 있습니다. 다만, 실험 진행 중 영상을 볼 때 별로 웃지 않고 단순히 편안한 기분이 든 사람에게는 자의식 약화 효과가 거의 없었습니다.

ⒹⓄⓈⒺ **행복의 기술 18**

: 울기

미국의 심리학자 로렌이 전 세계의 사람들을 대상으로 '울었을 때의 경험'에 대해 물었습니다. 답변을 한 사람의 약 30퍼센트는 '스트레스가 발산되었다'

라거나 '개운해졌다'와 같이 긍정적인 영향을 받았다고 대답했죠.

그렇다면 '눈물'을 흘리는 행위는 어떨까요?

일본어에서 '운다'는 행동을 나타내는 동사는 '울다(泣く 나쿠)' 하나밖에 없습니다. 하지만 영어로는 'cry'와 'weep' 두 종류가 있죠. cry는 아기가 아픔이나 불쾌감을 느껴서 우는 그런 상황이지만 weep은 어른이 슬픔이나 스트레스 때문에 '흐느끼다(오열하다)'라는 의미로 나뉘어서 사용됩니다.

둘 중에서 특히 '흐느끼며' 우는 경우 그 사람은 타인에게 슬픔의 신호를 보내는 것이 아닙니다. 자기 자신의 스트레스를 완화하기 위해 우는 것이죠. 마사지와 같습니다. 가끔가다 부드럽게 피부를 만지는 마사지를 받으면 기분이 좋아집니다. 이는 가벼운 피부 접촉에 의해 엔도르핀이 분비된 덕분이죠. 그와 마찬가지로 **눈물이 뺨을 타고 흐르는 피부의 감각은 마사지를 받을 때와 동일한 효과가 있어서 엔도르핀 분비를 촉진시킬 가능성이 있다**는 사실이 밝혀진 바 있습니다. 이 사실에서 비롯해 미국의 터치 케어 연구자인 필드는 **눈물을 가리켜 '셀프 허그'**라고 부릅니다.

또한, 생리학 연구에 따르면 운다는 행위에는 마음을 정화해주는 작용이 있다고 합니다. 그래서 스트레스를 받았을 때 실컷 눈물을 흘리면 마음과 몸의 긴장이 풀리고 다시 일어날 수 있게 되는 것이죠.

게다가 눈물을 흘리면 교감신경이 우세한 상태에서 부교감신경이 우세한 상태로 교체되는데, 이때 세로토닌을 분비하는 신경이 활성화되어 세로토닌이 증가하고 기분이 나아집니다.

눈물을 흘리는 것은 우울증 예방에도 도움을 줍니다. 눈물에는 망가니즈가 다량으로 함유되어 있기 때문이에요. 체내에 망가니즈가 일정량 이상으로 축적되면 우울증의 위험성이 높아지는데, 눈물과 함께 망가니즈를 배출하면 우울증의 위험성을 경감시킬 수 있죠.

　더욱 흥미로운 사실은 과거에 있었던 스트레스와 무관한 일로 울어도 본래의 스트레스에서 기인한 악영향까지 정화된다고 합니다. 예를 들어 과거에 가까운 사람을 잃는 괴로움 겪었음에도 울지 않았던 사람은 몸에 긴장감이 남아 있습니다. 하지만 슬픈 영화를 보고 눈물을 흘리면 과거의 괴로운 일로부터 비롯된 긴장이 누그러지고 마음이 정화되어 편해질 수 있습니다. 간혹 스트레스를 받았을 때 재미있는 영화가 아니라 비극적인 영화나 연극을 보며 눈물을 흘리고 스트레스를 푸는 사람들이 있죠. 그들은 이미 이런 원리를 알았던 걸까요?

　여기서 한 가지 더 알 수 있는 사실은 눈물을 참는 것은 신체에 악영향을 끼친다는 점입니다. 실제 연구에서도 눈물을 참는 경향이 있는 사람은 여드름처럼 가벼운 증상에서부터, 심한 경우 궤양이 발생하기 쉽다는 사실이 밝혀진 바 있습니다. 이는 스트레스에 의해 축적된 부정적인 감정이 신체에 긴장감으로서 누적되었기 때문일지도 모릅니다. 그리고 눈물을 참는 사람은 엔도르핀도 분비되지 않으므로 사회와 담을 쌓게 되고, 타인과의 관계를 구축하기 어려워질 수 있습니다.

　그럼 스트레스를 받았을 때 매번 우는 편이 나을까요?

　그렇지는 않습니다. 사회적 상황도 고려해야겠죠. 특히 남성의 경우, 대부분의 문화에서 유년기부터 '남자는 남 앞에서 울면 안 된다'라는 교육을 받고 자랍니다. 따라서 남 앞에서 우는 행동이 마음의 정화로 이어지지 않는 경우도 있습니다. 또한 울고 난 후 언짢은 기분이 고조되는 경우도 있습니다. 그렇다면 싫은 일이 있더라도 참고 울지 않는 편이 나을지도 모르죠.

다만, 다양한 연구 결과를 종합해 보면 운 직후에는 언짢은 기분이 고조될 수 있지만 그로부터 수 시간 후, 혹은 며칠 후에는 우는 편이 확실히 기분이 나아진다고 합니다. 다시 말해, 상황을 직면한 그 당시는 아니더라도 눈물을 흘려 감정을 표출하는 것은 자신의 행복감을 위해 중요하다는 뜻입니다.

Ⓓⓞⓢⓔ 행복의 기술 19

: 요가

요가의 기원을 아시나요? '요가'는 고전적인 인도의 산스크리트어로 '결합시키다'라는 의미입니다. 즉, 요가는 마음과 몸, 정신을 결합시킨다는 목적을 갖고 있습니다. 기원전 5000년경에 인도에서 시작된 고대의 심신 훈련기법이죠.

요가를 한 번이라도 해본 분들은 아시겠지만, 굳은 몸은 쉬이 풀어지지 않습니다. 하지만 요가를 하며 굳은 몸을 이완시키면 아프면서도 기분이 좋아지지 않나요? 그 이유는 아픔을 완화시키고자 엔도르핀도 분비되기 때문입니다. 그래서 요가를 마친 뒤에는 상쾌한 기분을 보상받게 됩니다. 몸 구석구석까지 혈액이 순환하면서 따뜻함이 전해짐과 동시에 일종의 희열과 행복감도 느낄 수 있죠.

실제로 요가는 엔도르핀 분비량을 4~5배나 높여줍니다. 달리기와 요가를 비교했을 때 모두 엔도르핀이 높아졌으며 큰 차이는 없었다고 합니다.

ⒹⓄⓈⒺ 행복의 기술 20

: 사우나·입욕·온천

사우나, 목욕, 온천, 찜질 등은 신체 조직에 열을 가해 엔도르핀을 증가시킵니다. 운동도 마찬가지입니다. 온천이나 사우나처럼 '수동적'으로 가해지는 열 스트레스와 운동처럼 '능동적인' 움직임으로 생기는 열 스트레스는 모두 비슷한 반응을 일으키죠.

이탈리아의 생리학자 베스코비는 건장한 남성 8인에게 각자 3회씩 사우나에 들어가게 한 후 열 스트레스와 엔도르핀 분비의 연관성에 대해 연구했습니다. 사우나는 80℃의 드라이 히트 사우나, 100℃의 드라이 히트 사우나, 온도는 80℃로 일정하게 맞춰두고 건조한 상태에서 습도를 서서히 상승시키는 사우나 총 세 종류였습니다.

결론적으로 엔도르핀은 100℃의 드라이 히트 사우나에서만 유의미하게 상승했습니다. **역시나 엔도르핀은 몸에 미치는 부담이 큰 자극에서만 분비되며,** 그 부담을 경감시키도록 작용한다는 뜻입니다.

또 다른 연구에서도 마찬가지로 38℃에서 30분간 입욕했을 때는 엔도르핀은 분비되지 않았지만 47℃의 고온에서 입욕하자 2분 뒤에는 엔도르핀이 분비되었습니다.

'역시 피곤할 땐 뜨거운 욕조에 몸을 담그는 게 최고지'라고 생각하는 이유가 있었네요. 뜨거운 온천이나 욕조에 몸을 담가야 엔도르핀이 분비되고, 목욕 후에 행복감과 좋은 기분을 느낄 수 있는 거지요. 하지만 이것은 오해입니다. 신체에 이렇게 뜨거운 열 스트레스를 주면 신체에 상당히 강한 스트레스가 가해집니다. 운동도 부담이 크다고 해서 반드시 건강에 효과적이지 않은 것처럼요. 과한 것은 부족한 것만 못하다는 말이 있듯, 이성적 판단이 필요하다는 사실을 염두에 두길 바랍니다.

ⒹⓄⓈⒺ 행복의 기술 21

: 맛있게 먹으면 엔도르핀이!

맛있다고 느낄 때도 엔도르핀이 분비됩니다.

우리는 생물로서 생존에 필요한 영양분이 많은 음식을 본능적으로 좋아하며 맛있다고 느끼게 되어 있습니다. 예를 들어 단맛이 나는 디저트나 마블링이 좋아 기름기가 많은 소고기, 참치 대뱃살 같은 음식은 우리 몸에 에너지를 주고, 생존을 위해 필요한 성분인 당질이나 지질 등이 풍부하므로 맛있다고 느끼는 거죠.

이렇게 맛있는 음식을 먹을 때 기분이 좋아지는 건 엔도르핀이라는 행복 호르몬 덕분이기도 합니다. 우리 몸이 필요한 음식, 맛있는 음식을 먹을 때 그 만족감에 엔도르핀이 나와서 더 맛있게 느끼고 또 찾게 됩니다.

단지 사람마다 맛있다고 느끼는 음식은 다를 수밖에 없습니다. 어렸을 때부터 익숙하게 즐겨 먹은 음식일수록 맛있게 느껴지니까요. 좀 더 넓은 관점에서 보자면 문화에 따라 발전해 온 음식의 역사와 밀접한 관련이 있습니다. '소울 푸드'라는 말처럼 익숙한 음식을 먹으면 마음이 편안해지기 때문에 맛있게 느껴지는 것입니다. 다른 문화권에서 생활한 사람은 맛이나 풍미에 위화감을 느껴서 맛있다고 느끼지 못할 수도 있죠. 예를 들어 낫토를 먹는 식문화가 없는 곳에서는 낫토를 맛있다고 느끼기 어려울 겁니다.

또한 맛을 느끼기 위해서는 음식에 대한 정보도 중요하다고 합니다. 정보에 따른 선입관이 무의식중에 맛을 지휘하기 때문이죠. 이는 다른 동물에게서는 찾아볼 수 없는, 인간만이 갖는 특성입니다. '이곳만의 특산물'이라거나 '프랑스에서 유학한 셰프의 요리' 등 음식의 정보에 의해 기대감이 높아지면 정말로 맛있게 느껴지는 것을 예로 들 수 있습니다.

정보 말고 메뉴의 비주얼(시각)이나 냄새(후각)도 감정이나 생각에 영향을 미칩니다. 일식은 겉보기에 아름다운 요리가 많아 먹기 전부터 기대감을 높여줍니다. 그리고 맛에 대한 기대감이나 식욕, 실제 먹었을 때 느껴지는 물리적인 맛(미각)까지 어우러지면서 뇌에서는 엔도르핀이 만들어지고, 쾌감 중추를 자극해 최종적인 평가로 이어집니다.

실제로 맛을 느끼는 데 이러한 사전 정보가 얼마나 중요한지 실제 실험을 통해 소개하겠습니다.

미국 코넬대학의 완싱크의 연구에서는 여섯 종류의 요리에 평범한 이름을 붙이거나, 맛있어 보이게 고민하여 지은 이름을 붙여서 사람들의 기대감이 달라지는지 실험했습니다. 예를 들어 단순히 '쌀밥을 곁들인 강낭콩 요리'라고 표시하는 조건과 '쌀밥을 곁들인 전통 케이준 풍미의 강낭콩'이라고 공을 들인 이름으로 표시하는 조건으로 메뉴를 나누었죠.

여섯 종류의 요리에 대해 어느 날은 공을 들인 이름으로, 또 다른 날에는 평범한 이름으로 표시한 후 가게를 찾은 사람에게 직접 좋아하는 요리를 선택하게 했습니다. 그리고 각각의 요리를 먹고 나서 설문조사를 실시했습니다.

그 결과 평범한 이름의 맛 평가 점수(9점 만점)는 평균치가 6.8점이었지만 공을 들인 이름은 7.3이었습니다. 같은 음식을 먹었음에도 공을 들인 이름이 더 맛있게 느껴진 셈이죠. 와인의 경우도 산지의 지명도나 연도를 조작한 실험에서 같은 결과가 나타났습니다.

어린이들도 마찬가지였습니다. 예를 들어 같은 햄버거나 감자튀김이라도 '맥도널드' 로고가 있는 메뉴를 먹은 아이가 맛을 높게 평가했다고 합니다.

맛은 미각과 후각 등의 감각만으로 결정되는 것이 아닙니다. 미각을 연마해 맛의 차이를 분간하려 해도 어지간한 경험을 쌓은 베테랑 셰프나 소믈리에가 아닌 이상 무리일 겁니다. 우리의 감각이 그렇게까지 신뢰할 만큼 믿음직스럽지도 않고요. 그러니 '라벨링에는 속지 않아' 하고 의심부터 하기 전에, 오히려 적극적으로 그런 정보에 속아 엔도르핀을 분비시켜서 쉽게 행복감을 느껴보면 어떨까요.

평소 SNS 입소문이나 평점 등에 의지해 맛집을 찾아갈 경우, 뇌가 속아 넘어가는 효과까지 더해지면서 더 맛있다고 느끼게 되고 행복감은 커질 겁니다. 음식은 물론이고 화장품이나 핸드백 등을 고를 때 브랜드에 집착하는 것 역시 엔도르핀에 의한 기쁨이나 행복감을 느끼는 데 중요한 요소일지도 모릅니다.

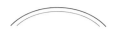

엔도르핀과
다른 행복 호르몬의 관계

앞서 언급한 것처럼 엔도르핀은 대인관계와도 깊게 관련이 있습니다. 여기서는 대인 관계와 깊게 관련이 있는 엔도르핀과 다른 행복 호르몬들의 관계에 대해 알아보겠습니다.

180쪽 표는 네 가지 행복 호르몬이 인간관계의 세 가지 측면, ①타인과 정서적으로 교감하고 이해하는 '공감', ②이성과 친밀한 관계를 형성하고 유지하는 '성적 행동', 그리고 ③넓은 범위의 사람들과 관계를 맺고 유지하는 '대인관계 네트워크' 중 어떤 측면과 더 깊이 관련되어 있는지를 보여줍니다. 숫자가 높을수록 그 영역과 강한 관련이 있다는 뜻입니다. 하나씩 살펴보죠.

우선 엔도르핀은 눈앞의 특정 사람과 마음을 나누고 서로 이해하며 관계를 맺는, 공감대 형성의 기쁨과 관련이 있습니다. 지금까지 이야기해 온 것처럼 함께 노래하거나 춤을 추거나 웃는 신체적 동조를 통해 사회적 유대감을 쌓고

	공감	성(性)적 행동	네트워크
엔도르핀	30	20	10
옥시토신	4	45	10
도파민	1.25	37.5	50
세로토닌	0	0	25

※ 숫자는 각각의 호르몬이 인간관계의 세 가지 영역과 어느 정도 강하게 연관되어 있는지를 나타내는 수치

출처: Pearce et al(2017).

유지하며 동료 관계를 강화하는 작용을 하지요.

옥시토신은 대인 관계 중에서도 특히 성적 행동과 관련이 깊다는 것을 알 수 있습니다.

도파민은 어떨까요? 도파민은 SNS처럼 눈앞에 없는, 불특정 다수의 넓고 추상적인 대인 관계 네트워크와 관계가 있습니다. 그리고 그다음으로 수치가 높은 성적 행동과도 연관성이 있어서 좋아하는 사람을 향해 성적 행동을 하도록 만드는, 마치 자동차의 액셀과 같은 역할을 합니다.

반면 세로토닌은 도파민과 같은 대인 관계 네트워크에 영향을 주지만 다른 세 가지 호르몬에 비해 관여도가 높지 않습니다.

이어서 세로토닌을 제외한 세 가지 행복 호르몬들이 대인 관계에 있어 각각 서로 어떻게 다른지 살펴보겠습니다.

: 엔도르핀과 옥시토신

엔도르핀과 옥시토신을 들여다보자면, 먼저 옥시토신은 사람들이 관계를 쌓는 방식에 영향을 줍니다. 예를 들어 사람과 거리를 두고 편하게 지내는 것을 좋아하는지, 아니면 누구와든 금방 친해지는 성격인지와 같은 유형과 관련이 있죠.

그에 비해 엔도르핀은 '자극'에 의해 분비된다는 차이가 있습니다. 예를 들어 상대방과 손이 닿았을 때의 기쁨은 엔도르핀이 가져다주는 행복감입니다. 최근의 연구에 따르면 로맨틱한 파트너로부터 손만 닿아도 엔도르핀의 수용체가 활성화된다는 사실이 확인된 바 있습니다.

아마도 연애 관계에서 중요한 것은 엔도르핀이 가져다주는 마약 같은 쾌감이겠지요. 그러한 쾌감을 추구하여 사람은 사랑하는 사람과 애정을 길러나가고, 엔도르핀에 의한 황홀한 성적 쾌감을 찾는 것일지도 모르죠.

물론 이때 옥시토신 역시 함께 분비되어 이후 상대방과의 유대감이나 신뢰감도 강화할 겁니다. 즉, 옥시토신은 오랫동안 장기적으로 지속되는 효과가 있는 반면, 엔도르핀은 효과가 일시적이라는 차이가 있습니다.

: 엔도르핀과 도파민

도파민과 엔도르핀의 수용체에는 다양한 변형*variation*이 있습니다. 수용체의 변형은 유전적인 요인에 의해 발생하며, 수용체의 구조나 기능에 미세한 차이를 가져옵니다.

이러한 변형은 개인의 성격, 행동, 감정 등에 영향을 미칠 수 있으며, 특히 도파민과 엔도르핀은 수용체 변형에 의해 '사랑하는 스타일'에 개인차가 생기게 합니다.

예를 들어 도파민 수용체의 유전자 유형은 '첫 경험'을 하는 나이와 관련이 있습니다. 이는 도파민이 쾌감과 보상에 대한 민감성을 높여 성적 행동을 더욱 추구하게 만들기 때문입니다. 적극적으로 성적 행동에 나서는 유전자 유형은 이른 나이에 첫 경험을 하게 되는 거죠.

반면 엔도르핀 수용체의 유형은 '공감' 능력과 관련이 있습니다. 이는 엔도르핀이 타인과의 정서적 교감을 증진시키고 사회적 유대감을 강화하는 역할을 하기 때문입니다. 공감 능력은 연애 관계의 질에도 영향을 미치기 때문에 공감 능력이 높은 유형의 사람은 천천히 상대방의 기분을 헤아리며 연애 관계를 발전시켜 나가죠.

연애 관계를 예로 들긴 했지만, 이성과의 사랑뿐만 아니라 사람은 타인과의 건강한 관계 속에서만 행복하게 살아갈 수 있습니다. 그러기 위해 우리는 어떻게 인간관계를 맺고, 어떤 노력을 하면 좋을까요?

이 책에서 제안한 행복 호르몬 DOSE 분비 순서대로 말하자면 우선은 도파민이 분비되어야 하겠죠. 도파민은 앞서 언급한 것처럼 '대인 관계의 네트워크'와 관련이 있습니다. 이 사실에 기반한다면 SNS를 활용하는 것이 인간관계에는 도움이 될 것 같습니다. 만나본 적이 없는, 전혀 모르는 사람과의 관계 속에서 여러 사람과 교류하는 가운데 잘 통할 것 같다, 친해지고 싶다고 느끼는 사람을 찾아내고, 그러한 특정 인물하고 실제로 만나 이야기를 나누며 깊은 정을 나누어보는 겁니다.

SNS의 악영향에 대한 우려도 크지만, 도파민으로 시작한 네트워크 속에서 점점 엔도르핀이나 옥시토신을 강화해 나가듯, 특정한 사람과 그 외 여러 사람과의 관계를 다르게 형성하는 것이 이 시대와 앞으로의 시대에서 가장 효과적으로 대인 관계를 영위해 나가는 방법이 아닐까 합니다.

Chapter
6 ☺

더 행복해지고 싶나요?

행복감에 영향을 주는
성·스트레스·수면 호르몬

에스트로겐
테스토스테론
DHEA
코르티솔
성장 호르몬
멜라토닌

우리 몸에서 다양한 기능을 조절하는 수많은 호르몬

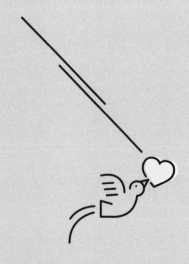

이번 장에서는 행복 호르몬에 영향을 미치는 그 외의 중요한 호르몬에 대해 소개하겠습니다. 모든 호르몬이 행복 호르몬에 영향을 미친다고 해도 과언이 아니지만, 특히 알아두면 좋은 중요한 호르몬 여섯 가지를 다룹니다. 여섯 가지 호르몬은 성·스트레스·수면과 관련된 호르몬으로 표에 그 특징을 간략히 정리했습니다. 최소한 자신의 성에 관한 성호르몬에 대해 알아두면 손해 볼 일은 없겠죠?

행복 호르몬에 영향을 미치는 6가지 호르몬

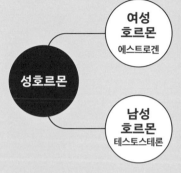

여성 호르몬
에스트로겐

여성을 임신할 수 있는 상태로 만든다. 피부나 머리카락의 탄력이나 윤기를 유지시켜주고 뼈를 튼튼하게 하는 작용이 있다. 남성에게서도 분비된다.

남성 호르몬
테스토스테론

근육을 만들고 피하지방이 잘 비축되지 않게 하며, 의욕이 솟아나게 한다. 여성에게서도 분비된다.

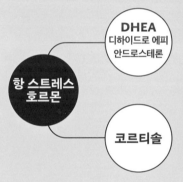

DHEA
디하이드로 에피 안드로스테론

스트레스에 의해 분비된다. 테스토스테론이나 에스트로겐을 만드는 데 쓰이며 면역력의 조절, 당뇨병이나 동맥경화를 예방하고, 코르티솔의 악영향을 억제하는 효과가 있다.

코르티솔

스트레스에 의해 분비된다. 혈당을 늘리거나 혈압을 상승시키고, 면역을 억제하는 작용을 한다.

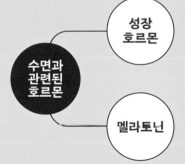

성장 호르몬

성장기에 뼈의 성장을 촉진시키고, 성인기에는 상처 입은 세포를 수복하며 신체를 유지 보수한다.

멜라토닌

세로토닌에서 만들어지며, 개일리듬의 조절에 관여하고, 잠이 오게 한다.

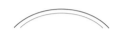

대표적인 여성 호르몬, 에스트로겐

성호르몬은 행복 호르몬과 밀접한 관련이 있습니다. 행복 호르몬의 작용에 큰 영향을 미치죠. 여기서는 남녀 각각의 대표적인 호르몬을 하나씩 소개하겠습니다.

에스트로겐은 대표적인 여성 호르몬입니다. 여성의 발정 행동(에스트라스 estrus)을 일으키는 호르몬으로 발견되었기 때문에 에스트로겐 혹은 난포 호르몬이라고 불립니다.

여성 호르몬은 유방이나 자궁뿐 아니라 인체에 폭넓게 작용합니다. 그 대표적인 예로 혈액 속 지질 대사를 개선시켜서 유해한 콜레스테롤을 감소시킵니다. 혈관 안의 세포가 일산화질소를 생성해 혈관이 유연해지게끔 촉진시켜서 혈압을 낮추는 효과도 있죠. 또한 항산화작용, 동맥경화 예방, 당분의 대사를 조절하는 인슐린 효과 강화, 심장 보호 작용도 확인된 바 있습니다. 뼈의 대사에도 관여하고 있으므로 갱년기에 에스트로겐이 감소하면 골밀도가 낮아져 골다공증 등에 걸릴 위험성이 높아집니다.

여기까지만 보면 많이 분비될수록 좋을 것 같지만, 그 분비량이 비정상적이라면 건강의 이상을 가져올 수 있어 주의가 필요합니다. 에스트로겐이 과도하게 분비되면 체중 증가나 생리주기의 혼란, 불안이나 우울, 기억 장애 등의 증상을 일으키는 경우도 있습니다.

반대로 에스트로겐이 부족해지면 질 건조나 생리불순, 안면 홍조, 유방 통증, 피로, 골밀도 저하로 이어지며, 여성의 불임 위험성도 높인다는 사실이 알려져 있습니다.

에스트로겐은 여성의 정신 건강에도 중요한 역할을 맡고 있습니다. 에스트로겐은 뇌에도 작용해, 특히 인지 기능이나 감정, 기억에 관여하는 부위에 영향을 줍니다. 따라서 임신이나 갱년기, 월경 전 증후군, 우울증 등 에스트로겐의 영향을 많이 받는 여성의 기분에 영향을 끼치죠.

에스트로겐은 여성의 생리주기에 따라 수치가 변합니다. 생리가 끝나고 약 14일간은 에스트로겐이 증가하며 행복감이 높아집니다. 하지만 배란 후에는 에스트로겐이 저하되기 때문에 우울하거나 불안한 증상이 증가하는 경향이 있습니다. 실제로 여성 범죄 대부분은 이 시기에 일어난다는 데이터도 있죠.

여성의 갱년기도 에스트로겐의 영향을 받습니다. 갱년기에는 에스트로겐이 감소해 정서불안이나 기억력·집중력 저하, 초조함, 불안 등의 증상이 일어나기 쉬워집니다.

일반적으로 여성에게 많이 발생하는 질병인 우울증이나 편두통, 과민성 장증후군과도 에스트로겐은 밀접한 관련이 있습니다.

: 에스트로겐과 세로토닌은 여성 건강에 중요한 역할을 한다

에스트로겐은 행복 호르몬인 세로토닌 신경에 작용해 우울한 기분이나 불안감을 개선시켜줍니다. 세로토닌 분해를 막아주는 효과가 있어 뇌 안에서 세로토닌을 이용하기 쉬워지기 때문이죠. 따라서 에스트로겐이 적은 시기에는 우울증 등 심리적 증상이 나타날 수 있습니다. 이때 에스트로겐을 인위적으로 투약하면 증상을 완화할 수 있습니다.

두 호르몬은 여성의 생애 주기 전반에 걸쳐 중요한 역할을 하며 신체적, 정신적 건강에 많은 영향을 미칩니다.

: 에스트로겐 감소는 옥시토신으로 보충할 수 있다

에스트로겐은 행복 호르몬인 옥시토신과 상승적으로 작용합니다. 특히 뇌에 있는 에스트로겐 수용체는 옥시토신을 만들어내는 시상하부 실방핵에 많기 때문에 에스트로겐 수용체가 활성화되면 옥시토신의 합성도 늘어나, 불안감이나 스트레스에 따른 부정적 반응을 감소시킨다는 사실이 알려져 있습니다. 그리고 유대 호르몬으로 불리는 옥시토신의 작용으로 누구와도 친밀한 관계를 유지할 수 있고 안정감도 줍니다.

옥시토신은 스트레스 수치도 낮춰주므로 옥시토신 분비를 촉진하는 행동은 여성의 스트레스를 대폭 낮출 수 있는 방법이라 할 수 있지요.

호르몬 변화는 개인차가 크고 다양한 요인에 의해 영향을 받지만, 특히 여성은 출산 후 호르몬 균형이 크게 변화합니다. 대부분은 출산 전 에스트로겐 수치가 증가하면서 점점 옥시토신도 증가하게 되어 육아 스위치를 켜게 됩니다. 또한 에스트로겐에 의해 옥시토신 수용체가 강화되어 옥시토신의 작용도 활발해집니다.

옥시토신과 에스트로겐은 모두 생식 기능을 유리하게 하기 위한 호르몬이었기 때문에 서로 강하게 영향을 주고받으며 복합적인 효과를 발휘하는 것입니다.

남성 호르몬이자 건강 호르몬, 테스토스테론

테스토스테론은 남성 호르몬이라고 불리지만, 여성의 체내에서도 분비됩니다. 남성은 주로 정소에서, 여성은 난소에서 생성되며 남녀 모두 부신피질에서도 생성됩니다.

테스토스테론은 기분에도 영향을 미칩니다. 수치가 낮으면 의욕이 떨어지거나 기운이 없어지고, 우울한 느낌이나 불안감이 높아집니다. 반대로 테스토스테론 수치가 높으면 행복감, 자신감, 활력의 근원이 되고, 두뇌 회전을 높여주며 정신을 맑게 해줍니다.

여성의 체내 테스토스테론 분비량은 남성에 비하면 적지만 오른쪽 그래프에서처럼 에스트로겐이 급감하는 폐경 전후 시기에도 테스토스테론은 완만하게 감소하므로 갱년기 이후의 여성은 테스토스테론의 영향을 받기 쉬워집니다. 그래서 갑자기 기운이 넘치거나 자신만만하게 행동하기도 하는 것이죠.

테스토스테론은 사춘기 남성에게서 급격하게 높아집니다. 사춘기 남성은 기운이 넘치며 충동성이나 공격성이 높을 때가 있는데, 이는 테스토스테론이 고조됨에 따라 일어나는 경향입니다.

사춘기에는 테스토스테론이 대뇌변연계 등 감정에 관여하는 부위를 활발하게 만듭니다. 하지만 이성적으로 생각하게 하는 전두엽의 작용은 아직 완성되지 않은 상태라서 이러한 불균형으로 인해 이 시기에는 매사를 이성적으로 판단하거나 충동을 억누르기가 어렵죠. 그래서 문제 행동을 일으키기 쉬워지는 것입니다.

테스토스테론은 건강 호르몬이라고도 불리는데 그 이유는 무엇일까요?

우선, 테스토스테론은 **근육량을 증가시키고 지방량을 감소시킵니다.** 그래서 고령일 경우, 젊은 시절보다 테스토스테론이 감소하면서 근육량이 줄어들고

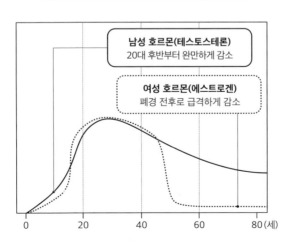

남성 호르몬의 감소는 완만하지만 여성 호르몬의 감소는 급격하다

남성 호르몬(테스토스테론)
20대 후반부터 완만하게 감소

여성 호르몬(에스트로겐)
폐경 전후로 급격하게 감소

0   20   40   60   80(세)

출처: 일본 내분비 학회 HPO에서 수정 발췌

마는 것이죠. 이러한 고령자에게 테스토스테론을 투여하면 단백질의 합성이 늘어나 근육량은 늘어나고 지방량이 줄어드는 효과가 있습니다.

기억력과도 관계가 있어서 알츠하이머병에 걸린 고령의 남성 환자에게 약으로서 단기간 테스토스테론을 보충한 결과, 공간 및 언어적 기억력이 개선되었다고 합니다. 젊은 여성에게도 효과를 보였는데, 테스토스테론을 투여하자 목적지로 향하는 상황 등에 필요한 공간 기억력이 개선되었습니다.

테스토스테론은 남녀의 공감력 차이에도 관여합니다. 독일의 심리학자 루카 비나는 젊은 남성의 테스토스테론 농도를 측정함과 동시에 그들의 표정 인식 능력을 측정했습니다. 그 결과, 테스토스테론이 많은 사람일수록 다른 사람의 표정을 읽어내는 데 오래 걸린다는 사실을 알아냈죠.

그 이유는 테스토스테론이 감정을 처리하는 편도체 등에 작용해 그 기능을 방해했기 때문이라 생각합니다. 여성에게 테스토스테론을 투여한 실험에서도 같은 결과를 얻을 수 있었습니다. 그래서 일반적으로 여성이 남성에 비해 상대방의 마음을 더 잘 파악하고 잘 공감하는 등 의사소통에 유리하죠. 그리고 남성 중에서도 지위가 높은 사람이나 공격적인 사람, 남성 우월적인 사람, 행동력이 왕성한 사람 등은 테스토스테론이 많은 경향이 있으므로 타인의 기분에 둔감한 편이라고 합니다.

인간이 아닌 다른 동물의 경우, 언뜻 테스토스테론이 공격성을 높이는 것처럼 보이지만 엄밀히 말하면 테스토스테론은 '공격성'이 아니라 타인보다 우위에 서고 싶다는 '지배 욕구'를 높여줍니다. 지배 욕구는 무리 안에서 높은 지위를 차지하고자 하는 동기와 같습니다.

하지만 인간을 포함한 영장류의 경우, 높은 지위에 서기 위해 반드시 상대방을 무력으로 공격할 필요는 없죠. 인간은 싸우는 대신 대화를 할 수 있고, 원숭이나 침팬지는 강한 모습을 어필하는 방법으로 높은 지위에 오를 수 있습니다. 따라서 지배 욕구가 반드시 공격성을 높이는 행동으로 나타나지는 않으므로 공격성과는 차이가 있다는 겁니다.

만약 이렇게 높은 지위를 차지했다면 그 지위를 유지하기 위해 자신의 지위를 위협하는 상대가 들이닥칠지도 모르는 상황에 민감해져야만 합니다. 그래서 테스토스테론은 높은 지위를 유지하기 위한 경쟁적 행동과 함께, 위협적인 상황에 대한 적절한 대처 반응을 조절하는 데 영향을 미치기도 합니다.

남녀 모두 테스토스테론이 높은 사람은 위험한 행동에 나서기 쉬워지고, 직업적으로도 한층 도전적인 분야인 금융업으로 진출하는 경우가 많다는 연구 결과가 나와 있습니다.

테스토스테론은 본래 성호르몬이기 때문에 생식 행동과도 관련이 있습니다. 남성이 배란기 여성의 체취를 맡으면 그렇지 않은 여성의 체취를 맡았을 때에 비해 테스토스테론 수치가 크게 증가합니다. 성욕도 높아져 정자를 만들고 호르몬을 분비하는 정소의 기능이 강화되면서 번식 욕구가 증가합니다.

: 여성에게도 중요한 호르몬

앞서 설명한 것처럼 여성도 남성 호르몬을 갖고 있으며 그 영향을 받습니다. 대표적인 예로 특히 남성의 사춘기와 마찬가지로 여성의 사춘기도 테스토스테론의 영향을 받습니다.

일반적으로 사춘기, 즉 2차 성징은 여자가 더 빨리 시작됩니다. 제2차 성징에 의해 난소가 발달하면 에스트로겐뿐만 아니라 테스토스테론의 양도 증가합니다. 초등학교 고학년부터 학급에서 여학생이 더 적극적으로 활동하거나 리더십을 발휘하는 경우가 많은 요인 중에 하나가 테스토스테론의 영향입니다.

여성에게 테스토스테론이 너무 많아지면 생리불순, 체모의 과잉 성장, 근육의 이상 성장 등의 증상이 나타날 수 있습니다. 이때는 테스토스테론과 반대 작용을 하는 옥시토신을 늘려주면 좋습니다.

게다가 옥시토신은 친근한 사람을 향한 신뢰나 애정을 강화시켜주지만 한편으로 상대가 '누구든지' 그 사람을 굳게 믿고 의지하는 신뢰를 높여버리는 양면이 있습니다. 하여 때로는 믿었던 사람에게 속아 넘어가버릴 가능성도 있습니다. 그와는 반대로 테스토스테론은 타인에 대한 불신감을 높여주고 경계심을 갖게 해 공격성을 높입니다. 즉, 건강하고 안전한 사회생활을 하기 위해서는 옥시토신과 테스토스테론의 균형이 중요하다고 볼 수 있습니다.

여성의 테스토스테론 수치가 너무 적어도 부작용이 나타납니다. 성욕 감소, 성교 시 통증, 무생리, 수면 장애, 체중 증가, 의욕 상실, 우울증, 불안 등의 증상이 나타날 수 있습니다.

이를 예방하고자 테스토스테론을 늘리려면 규칙적으로 생활하고, 충분한 수면 시간을 확보해야 하며, 양질의 단백질과 지방질, 미네랄과 비타민 등을 균형적으로 섭취해야 합니다. 또한 만성적인 스트레스는 테스토스테론을 저하시키므로 스트레스는 가능한 한 즉시 해소하는 것이 좋겠죠.

근육 트레이닝이나 고강도 운동도 테스토스테론 분비를 촉진시킵니다. 단,

과도한 운동이나 지나친 다이어트는 오히려 건강을 해칠 수 있으니 적절한 강도로 균형을 유지하는 것이 호르몬 건강에 중요합니다.

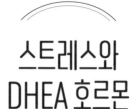

스트레스와
DHEA 호르몬

DHEA(Dehydroepiandrosterone, 디하이드로에피안드로스테론)는 부신피질에서 분비되는 호르몬으로 '마더 호르몬'이라 불리기도 하는데, 그 이유는 남성 호르몬(테스토스테론)이나 여성 호르몬(에스트로젠) 등을 합성하는 데 필요한 호르몬의 전구체가 되는 물질이기 때문입니다.

DHEA는 주로 면역력을 높이고, 염증과 피부 색소 침착 억제, 대사 촉진, 스트레스 완화, 의욕 증진, 동맥경화 예방, 성욕 증진 등의 작용을 합니다.

성별과 나이에 따라 분비량이 다른데, 여성에 비해 남성이 더 많고 남녀 모두 나이를 먹음에 따라 감소합니다.

: 장수 호르몬이자 회춘 호르몬

순환기내과 의사인 에노모토 미카의 27년에 걸친 추적 조사 결과, 남성의 경우 DHEA가 많은 사람일수록 장수했다고 합니다. 그 사실에서 비롯해 DHEA는 **장수 호르몬**이라고 불립니다. 또한 다음에 소개할 코르티솔과 마찬가지로 스트레스에 의해 분비되므로 항 스트레스 호르몬이라고 불리기도 하죠.

대표적인 항 스트레스 호르몬인 코르티솔과 다른 점은 DHEA는 항산화 작용도 한다는 것입니다. 코르티솔은 스트레스를 느끼면 혈당치를 높여서 스트레스에 대응할 수 있도록 신체의 에너지를 높여주는데, 이 과정에서 노화의 원인인 활성산소가 발생해 장기에 악영향을 끼치고 말죠.

하지만 **DHEA는 스트레스에 대응하면서도 활성산소의 발생, 즉 산화를 막아주는 작용**을 하므로 **회춘 호르몬**이라고도 불립니다.

가벼운 스트레스라면 두 호르몬이 균형을 유지해 괜찮지만, 스트레스가 오래 지속되면 문제가 발생합니다. 코르티솔은 꾸준히 분비되는 반면, DHEA는 어느 시점부터 점차 감소하기 시작하기 때문입니다. 스트레스가 오래 지속될수록 코르티솔의 악영향이 나타나게 되는 거죠.

또한 DHEA는 면역을 강화하지만, 코르티솔은 면역 기능을 억제합니다. DHEA는 20~30세를 정점으로 감소하기 시작하나 코르티솔은 나이를 먹음에 따라 증가해갑니다. 따라서 나이가 들수록 면역 기능이 약해지고 암 등의 발병하기 쉬워집니다.

: DHEA는 행복 호르몬 합성에 영향을 미친다

DHEA는 도파민, 옥시토신, 세로토닌, 엔도르핀 합성에 간접적으로 영향을 미칩니다. 그러므로 어찌 보면 DHEA도 부정적인 감정으로부터 몸을 지키고 **행복감이나 긍정적인 기분을 높여주는 역할을 한다고** 할 수 있지요. 따라서 우울증이나 불안감을 다스려주는 약으로서 연구가 진행되고 있으며, 인지 기능이나 기억력을 개선시켜주는 효과도 밝혀지고 있습니다.

그뿐만 아니라 앞서 언급했듯이 DHEA는 남녀의 성호르몬(테스토스테론과 에스트로겐)의 바탕인 전구체가 되는 물질로, 성기능의 저하나 성적 욕구 저하 등의 증상에도 효과가 있는 것으로 보고되고 있습니다.

쥐를 이용한 실험에서는 암컷 쥐에게 DHEA를 일주일 동안 복용시키자 수컷을 받아들이는 행동이 증가했고, 성적 충동을 낳는 뇌 기능이 활성화됨을 알 수 있었습니다. 사람의 경우에도 폐경된 지 얼마 안 된 여성에게 DHEA를 약으로 투여한 결과, 성기능이 개선되고 성교의 빈도가 증가했다는 결과가 있습니다.

: DHEA를 늘리는 방법

장수 호르몬, 회춘 호르몬이라 불리며 행복감도 높여주는 DHEA! 어떻게 하면 일상생활에서 더 많이 분비시킬 수 있을까요?

결론부터 말하자면, 부신피질에서 분비되는 호르몬인 만큼 부신의 기능이 좋을수록 DHEA의 분비는 많아집니다.

하지만 부신은 산화에 취약한 장기로 우리 몸의 여러 장기 중에서 특히 활성 산소라는 물질에 의해 손상되기 쉽습니다. 즉, 부신의 피로를 막아 건강하게 관리해야 합니다. 그러기 위해 **비타민 C나 E, 아연 등의 항산화물질이 함유된 식품을 섭취**하면 좋습니다. 이러한 성분은 식품의 경우 얌(백합목 마과 마속에 속한 덩굴성 식물의 총칭 — 옮긴이)에 다량으로 함유되어 있습니다. 마 혹은 참마도 얌의 일종입니다. 그 외에는 낫토나 검은콩, 아보카도, 어패류에도 함유되어 있습니다.

운동으로도 DHEA를 늘릴 수 있습니다. 특히 자전거 타기처럼 **하반신에 가벼운 부하가 걸리는 정도의** 운동이 효과적입니다. 이탈리아의 의학자 바글리아의 연구에 의해 중간 정도의 강도로, 정기적으로 자전거를 타는 고령 남성은 앉아서 지내는 사람보다도 DHEA 수치가 유의미하게 높다는 사실이 밝혀지기도 했죠.

5~10분 정도의 가벼운 근육 트레이닝도 효과적입니다. 프랑스의 생리학자 티상디에가 고령자를 대상으로 한 실험 결과, 지구력 트레이닝을 받은 사람이 앉아서 지내는 사람보다 DHEA 수치가 높다는 사실이 밝혀졌습니다.

대표적인 항 스트레스 호르몬, 코르티솔

코르티솔은 아침에 수치가 가장 높고, 낮에는 감소합니다. 잠에서 깨 이제 막 활동을 시작하고자 할 때 가장 많이 분비된다고 볼 수 있죠.

코르티솔은 스트레스를 받았을 때도 분비됩니다.

우리가 스트레스를 받으면, 스트레스에 대한 적응이나 항상성 유지 등 스트레스에 관한 생리적 과정을 조절하기 위한 신경 내분비계 기능인 HPA축(시상하부-하수체-부신계)이 활성화됩니다(90쪽 그림 참고).

HPA축은 시상하부→하수체→부신계 순으로 활성화되어, 부신피질에서 코르티솔을 분비시키고 혈액 안으로 방출하죠. 이 작용을 통해 우리 몸은 **아픔을 잘 느끼지 못하게 하여 아프더라도 움직일 수 있게 하고, 혈압을 높이고, 혈당치를 높이고, 면역계의 작용을 억제하고, 기억력과 주의력을 높이는 등 스트레스**에 대응합니다.

하지만 스트레스가 오래 이어지거나 스트레스가 과도해지면 코르티솔이 계속 분비되어 역으로 뇌와 신체에 악영향을 끼칩니다. 예를 들어 코르티솔은 항염작용을 해 면역에 따른 염증 반응을 억제하지만, 과도하게 분비되면 면역이 지나치게 억제되어 오히려 감염증이나 암 발병 등 위험성이 높아지고 맙니다. 또한 뇌에서는 장기 기억을 담당하는 해마를 위축시키는 결과를 낳아 예전의 기억을 떠올리지 못하게 되거나 인지기능에 문제가 생겨 치매의 위험성이 커지지요.

게다가 코르티솔을 계속 분비함에 따라 부신이 피로해지고 그로 인해 정작 코르티솔이 꼭 필요할 때 분비하지 못하게 되어 스트레스에 제때 대처하지 못하게 될 수도 있습니다.

이뿐만이 아닙니다. 코르티솔이 늘어나면 식욕에 자극을 받으므로 비만이나 고혈압을 일으킬 가능성이 있고, 피부 건강에 악영향을 끼쳐 염증, 습진, 건선, 여드름 등으로 상태를 악화시킬 수 있습니다(만성적인 스트레스로 인한 코르티솔 증가는 포만감을 느끼게 하는 렙틴과, 배고픔을 느끼게 하는 그렐린, 두 호르몬의 균형을 깨뜨릴 수 있다. 일부 연구에서는 코르티솔이 렙틴에 대한 민감성을 낮추고 그렐린 분비를 촉진하여 배고픔을 더 자주 느끼게 하고 포만감을 덜 느끼게 할 수 있다고 보고되고 있다. 또한 만성적인 스트레스와 높은 코르티솔 수치는 인체의 염증 반응을 증가시켜 관련 증상이 피부에 나타날 수 있다 ─ 편집자).

: 코르티솔과 행복감

코르티솔은 타인으로부터 평가를 받는 상황이나 스스로 제어할 수 없는 상황 등 정신적 스트레스에 의해 많이 분비됩니다.

심리학 실험에서 스트레스를 유발하고 그에 따른 생리적, 심리적 반응을 측정할 때 자주 이용하는 '트리에 사회적 스트레스 테스트'(TSST)라는 과제를 소개해보겠습니다. 이 과제는 총 20분간 진행되며 스피치를 준비한 후(10분 간), 평가자 앞에서 스피치(5분 간) 및 암산 과제(5분 간)를 수행하게 합니다.

그 결과 적당한 수준으로 분비되는 코르티솔은 자기 절제 능력을 높여주지만, 코르티솔이 지나치게 높아지면 자기 절제 능력을 잃어버리게 됩니다. 또한 분노나 공포 등의 감정이 높아지며 충동적으로 대처하게 되죠.

야생동물도 마찬가지입니다. 위험이 닥쳤을 때 처음에는 냉정하게 대처하지만 위험이 임박해서 냉정한 판단이 불가능하다면 궁지에 몰린 쥐가 고양이를 물 듯 위협적인 상대에게 오히려 덤벼들 때가 있습니다. 살아남기 위해 위험한 결정을 내리는 경우도 있는 것이죠.

반면 인생의 행복도가 높고 건강한 사람은 코르티솔 수치가 낮은 경향을 보인다고 합니다. 코르티솔은 어떠한 스트레스가 발생했을 때 높아지는 항 스트레스 호르몬이므로 급성 스트레스를 반복해서 경험하면 서서히 코르티솔이 늘어나 축적되기 때문일 겁니다. 그로 인해 행복을 느끼기 어려워지고, '만병의 근원'이 되어 건강 상태도 악화되는 것이겠지요.

제가 직접 진행했던 연구 결과에서도 평소 행복감이 낮은 사람은 코르티솔 수치가 놓고 피부의 상태도 나빴습니다. 반대로 행복감이 높은 사람은 코르티솔 수치가 낮고 옥시토신 수치가 높아 피부 상태가 양호했습니다. 코르티솔과 옥시토신은 반비례하는 관계이기 때문입니다.

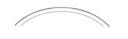

신체를 재정비해주는
성장 호르몬

성장 호르몬은 말 그대로 성장과 관련된 호르몬입니다. 뇌하수체에서 분비되어 주로 뼈 말단의 연골세포에 작용해 성장을 촉진시킵니다. 어릴 때를 비롯한 성장기에 이 호르몬이 부족하면 키가 크지 않는다고 알려져 있죠.

많은 사람이 성장 호르몬을 단지 청소년기의 주요 호르몬이라 여기고 성인이 된 후에는 중요하게 생각하지 않는 경향이 있는데, 이는 잘못된 생각입니다.

성장 호르몬은 성인이 된 후에도 필요하며 주로 간, 근육, 심장, 뇌, 혈관 등다양한 장기에 작용해 대사의 조절에 관여합니다. 이 호르몬이 부족하면 콜레스테롤이나 중성지방 등 지질 대사에 이상이 나타나거나 내장지방이 늘어나기도 합니다. 또한 뼈 건강을 유지하는 기능도 있기 때문에 성인이 된 후 성장호르몬이 부족하면 '뼈의 대사(뼈조직이 지속적으로 재형성되는 과정 — 편집자)'에 문제가 생겨 골다공증에 걸리거나 근육량이 감소해 운동능력이 감퇴되기도 합니다.

피부도 쉽게 건조해집니다. 단위 시간 동안 몸에서 배출되는 땀의 양, 즉 발한량(發汗量)이 적어지기 때문이죠. 그리고 심리에도 영향을 미쳐 쉽게 지치고, 기운이 나지 않으며, 울적해지는 등의 증상이 나타납니다.

그 외에도 다양한 역할을 합니다. 자외선에 상처를 입은 피부 세포를 수복시켜주거나, 운동 등으로 파괴된 근세포를 새롭게 재생시켜 더욱 강한 근세포로 만들어줍니다. 마찬가지로 파괴된 면역세포를 새로운 세포로 재생시켜주기 때문에 더욱 강한 면역력을 갖게 해주기도 하죠.

정리하자면 성인에게 성장 호르몬은 신체를 정비해주는 호르몬인 셈입니다.

: 성장 호르몬과 수면

이처럼 성장기 어린이들에게뿐만 아니라 성인에게도 중요한 호르몬인 성장 호르몬을 분비시키기 위해서는 수면의 질이 중요합니다.

오른쪽 그림에서처럼 보통의 수면 패턴은 잠들기 시작한 지 약 90분 후에 정점에 달해 3시간까지 깊은 수면(비렘수면)이 이어지는데요, 이때 성장 호르몬도 정점에 도달합니다. 따라서 그 시간 동안 얼마나 질 좋은 잠을 자느냐가 성장 호르몬 분비의 승부처가 되는 셈이죠.

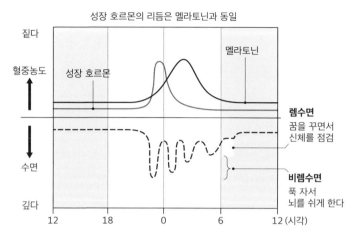

성장 호르몬과 멜라토닌의 개일리듬

성장 호르몬의 리듬은 멜라토닌과 동일

짙다

혈중농도

성장 호르몬

멜라토닌

렘수면
꿈을 꾸면서
신체를 점검

수면

비렘수면
푹 자서
뇌를 쉬게 한다

깊다

12   18   0   6   12 (시각)

출처: 고야마 준 『어린이의 수면』(메바에샤/2003년 간행)을 토대로 작성.

: 성장 호르몬과 세로토닌, 옥시토신, 에스트로겐의 관계

성장 호르몬과 세로토닌

행복 호르몬 중 하나인 세로토닌은 성장 호르몬의 분비를 촉진시킵니다.

임신 중에 무엇을 얼마나 먹었는지가 태아의 성장 호르몬에 영향을 미친다는 사실은 다들 알고 있을 겁니다. 여러 식품 중에서도 특히 세로토닌의 전구체인 트립토판을 함유한 음식이 성장 호르몬에 영향을 미칩니다. 태아뿐만 아니라 성인의 경우에도 트립토판이 다량으로 함유된 식사를 하면 세로토닌과 함께 성장 호르몬 분비량도 늘릴 수 있습니다. 자세한 내용은 145쪽을 참조하시기 바랍니다.

성장 호르몬과 옥시토신

옥시토신 역시 성장 호르몬 분비를 촉진시킵니다. 예를 들어 미숙아로 태어난 아기에게 터치 케어를 실시해 옥시토신을 늘려주면 성장 호르몬이 함께 늘어나 아기의 성장을 촉진시키는 결과로 이어지게 되죠.

성장 호르몬과 에스트로겐

여성 호르몬인 에스트로겐도 성장 호르몬에 영향을 줍니다. 사춘기가 시작될 무렵에는 여자아이들 키가 또래 남자아이들보다 큰 경향이 있습니다. 이는 사춘기에 접어든 여자아이들은 남자아이들보다 2차 성징이 빠르게 나타나 에스트로겐의 분비가 높아진 상태이기 때문입니다.

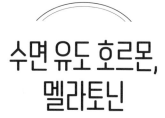

수면 유도 호르몬,
멜라토닌

멜라토닌은 세로토닌을 원료로 합성되어 '솔방울샘'이라는 뇌 안의 작은 샘에서 분비되는 호르몬입니다. '**수면 유도 호르몬**'이라고 불리는 **멜라토닌**은 인체의 낮과 밤 순환 리듬을 제어해 개일리듬(서카디안 리듬, 하루를 주기로 활동하는 생물체의 리듬 — 옮긴이)이나 계절의 리듬을 조절하는 작용을 하지요. 이 시스템은 인체의 체내시계와 연관이 있습니다.

우리 인체에는 체내시계가 있고, 이를 통해 수면, 식욕, 체온 등의 리듬을 조절합니다. 체내시계가 이용하는 것은 빛 자극입니다. 외부의 빛 자극이 눈(망막)으로 들어오면 체내시계(생체시계·시교차 상핵)를 거쳐 솔방울샘에 도달하고, 멜라토닌 분비량을 조절합니다. 멜라토닌은 밝은 빛에 의해 제어되므로 낮에는 분비량이 적고, 야간에 분비량이 십여 배로 증가해 밤에 잠이 오게 해줍니다.

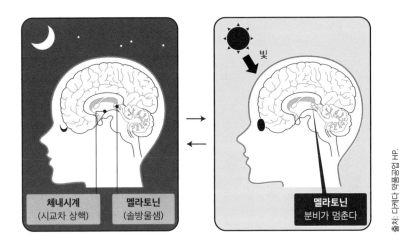

출처: 다케다 약품공업 HP.

또한 멜라토닌은 낮에 분비되는 세로토닌을 재료로 삼아 만들어지므로 주간에 세로토닌을 충분히 분비시켜두는 것도 중요합니다.

⊢ 세로토닌과 멜라토닌의 개일리듬 ⊣

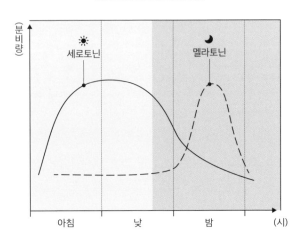

출처: ㈜간다통신기 HP.

개일리듬은 주기가 25시간에 가깝습니다. 즉, 태양 빛을 쐬지 않고 생활하다 보면 하루에 1시간씩 실제 시간보다 늦어져 신체 리듬을 깨뜨릴 수 있습니다. 따라서 아침에 눈을 뜨면 아침 햇살을 충분히 쐬어서 개일리듬을 초기화시켜야 하지요.

멜라토닌은 뇌의 노화를 알려주는 지표로도 알려져 있습니다. 다음 그림과 함께 살펴봅시다. 나이대별로 보면 멜라토닌은 5세 무렵에 가장 많고, 사춘기 이후로는 감소하기 시작하여 50세를 넘으면 절정일 때에 비해 10분의 1 이하까지 감소합니다.

나이가 들수록 도통 밤에 푹 잠들지 못하거나 아침에 일어났을 때 피로감이 남는 경우가 있는데, 물론 개개인별로 다양한 이유가 있겠지만, 멜라토닌 감소도 영향을 줍니다.

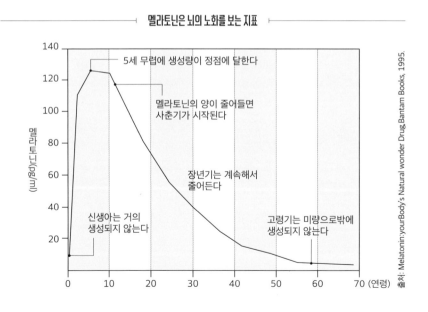

멜라토닌은 뇌의 노화를 보는 지표

출처: Melatonin:yourBody's Natural wonder Drug.Bantam Books, 1995.

: 멜라토닌 늘리는 방법

푹 자는 것은 행복의 지름길일지도 모릅니다. 그렇다면 행복한 수면 생활을 위해 멜라토닌을 늘리려면 어떻게 해야 할까요?

➜ 규칙적인 생활습관 갖기

생활 리듬을 규칙적으로 정돈하면 체내시계가 조정되어 멜라토닌의 분비를 촉진시킵니다.

➜ 어두운 수면 환경 조성

잠들기 전에 빛에 노출되지 않는 어두운 환경을 만들면 멜라토닌 분비가 촉진됩니다. 자기 전 PC, 스마트폰 사용은 삼가고 조명도 어둡게 합시다.

➜ 아침 햇살 쬐기

아침에 일어났다면 커튼을 열고 아침 햇살을 쬐도록 합시다. 체내시계가 초기화되어 건강한 낮과 밤 리듬을 찾을 수 있습니다.

➜ 카페인이나 알코올 섭취 피하기

카페인이나 알코올은 멜라토닌 분비를 방해합니다. 특히 잠들기 전 6~8시간은 카페인 섭취를 삼가도록 합시다. 또한 알코올을 섭취하면 뇌의 일시적 진정 효과 때문에 졸음을 느끼지만 이는 멜라토닌이 늘어나기 때문은 아닙니다. 수면의 질이 저하되기 쉬우므로 알코올 또한 행복한 수면을 위해 피하는 것이 좋습니다.

➜ 균형적인 식사

세로토닌은 멜라토닌 합성에 필수적인 중간 단계 물질입니다. 즉, 트립토판을 많이 섭취하여 세로토닌이 늘어나면 멜라토닌이 늘어나게 됩니다. 145쪽을 참고해 트립토판 충분히 섭취하면 도움이 됩니다.

➜ 스트레스 관리

코르티솔과 멜라토닌은 생체 리듬을 조절하는 데 중요한 호르몬이지만 그 역할은 대조적입니다. 아침에는 코르티솔이 증가하여 정신이 맑아지고, 밤에는 멜라토닌의 분비가 증가하여 잠이 오게 됩니다. 따라서 밤까지 스트레스가 쌓여 있으면 코르티솔은 많은 반면 멜라토닌은 적어지므로 좀처럼 잠이 들기 어려워지거나 잠이 얕아지고 맙니다. 스트레스는 잠자리에 들기 전까지 해소하도록 합시다.

Chapter

7 ☺

행복은 내가 만들어가는 것!

누구나 따라 할 수 있고
바로 행복감을 느낄 수 있는

행복의 기술

Part 1 행복감을 높이는 일상생활의 힌트
Part 2 행복감이 높아지는 삶의 자세

이번 장에서는 우리의 삶을 더욱 행복하게 만들어줄 일상 속 행복 호르몬 습관을 소개하고자 합니다. 특정 호르몬이 아니라 여러 행복 호르몬을 분비시킨다는 사실이 밝혀진 방법들이므로, 습관화되도록 일상 속에서 의식적으로 따라 합시다. 그러면 어느새 나의 행복감은 크게 달라질 겁니다.

가능한 한 누구나 따라 할 수 있을 정도로 쉽고, 대부분 효과가 빨라 곧바로 행복감을 느낄 수 있는 방식 위주로 소개했습니다. 다만, 이러한 습관은 꾸준함이 무엇보다 중요하다는 것을 말씀드리고 싶습니다. 잠깐이라도 상관없으니 매일 시간을 내어 루틴처럼 실천해 보세요. 계속하는 것이 힘입니다. 내가, 그리고 뇌가 변화하는 데에는 어느 정도의 시간이 필요합니다. 처음에는 귀찮거나 효과가 느껴지지 않는다고 하더라도 포기하지 말고 **최소 2주일은 계속**해나가기 바랍니다. 그러면 반드시 뇌도 변화하기 시작해 매일의 변화를 실감할 수 있을 겁니다.

행복은 멀리 있지 않아요.

Let's try!

Part 1

행복감을 높이는
일상생활의 힌트

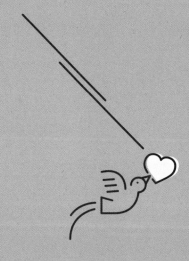

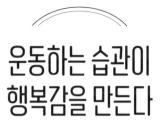

운동하는 습관이
행복감을 만든다

운동하는 습관을 유지하려면 우선 운동하려는 이유를 정확히 인지하는 것이 중요합니다. 건강을 유지하기 위해서일까요. 살을 빼기 위해서일까요. 스트레스 해소를 위해서일까요. 그 목적에 따라 어떤 운동을 얼마나 해야 할지는 완전히 달라집니다.

이 책에서는 특히 행복감 증진과 정신 건강에 효과가 있는 방법을 중점적으로 다루겠습니다.

: 운동 목표를 설정하라

운동을 시작하기 전에 앞서 제안한 행복 호르몬 분비 순서(도파민→옥시토신→세로토닌→엔도르핀)에 따라 한번 생각해봅시다. 우선 도파민을 분비시키기 위해 목표를 설정하고 '목표를 달성하자!'라고 의식하는 것이 중요하겠죠. '가능한 한 매일 걷기 운동을 하자'라는 목표를 정하는 것처럼 말이죠.

하지만 여기에서 '가능한 한'이라는 목표는 내가 오늘 목표를 달성했는지 아닌지 판단하기가 모호합니다. 따라서 '일주일에 최소 5회(1회 30분)는 걷기 운동을 하자'라는 식으로 더욱 구체적인 목표를 세우는 편이 좋습니다.

그리고 '1회 걷기 운동을 할 때마다 그날은 좋아하는 과자를 먹거나 맥주 한 캔을 마셔도 된다'와 같은 작은 보상을 정하도록 합시다. 일주일 동안 체크해서 5회 이상 달성했을 때는 더욱 큰 보상(좋아하는 영화 보러 가기, 책 한 권 사기 등)을 주고요.

목표를 달성함에 따라 보상을 받을 수 있게 하면 도파민과 엔도르핀 모두 분비되어 행복감을 더 크게 느낄 수 있습니다.

그런데 이때 주의해야 할 점이 있습니다. 만약 '오늘도 운동을 해야만 하겠지…' 하고 귀찮은 기분이 든다면 오히려 스트레스가 된다는 점입니다. 스트레스 해소나 정신 건강을 목적으로 하는 운동인 만큼 **자신이 즐길 수 있는 적당한 계획**을 세워보세요.

저는 조깅을 기본으로 하고 이튿날에는 요가, 그 다음 날에는 사이클링을 하는 식으로 매일 즐기면서 지겹지 않게 계속할 수 있도록 목표를 정했습니다.

한 가지 덧붙이자면 이 책에서 소개했듯이 운동 자체로 생기는 행복감, 즉 엔도르핀이란 보상을 얻으려 할 경우 '15~20분 이상 달리기'처럼 체력적으로 힘든 운동을 해야만 합니다.

1982년에 운동과학자인 퍼렐은 '달리기 선수에게 트레드밀(러닝머신)에서 달리게 하자 엔도르핀의 분비가 왕성해졌다'는 사실을 실증했죠. 이때 분비되는 엔도르핀이 러너스 하이의 정체임이 보고되었습니다. 또한 15분 정도 운동하면 엔도르핀 분비가 활발해진다는 사실도 밝혀진 바 있습니다.

※ 최근의 연구에 따르면 러너스 하이의 원인이 되는 물질은 엔도르핀보다도 칸나비노이드(CBD)일 가능성이 있다고 받아들여지기 시작했습니다. 달리기를 하면 혈장 중 칸나비노이드가 상승하거나 전두엽에서 칸나비노이드 리셉터가 증가한다는 사실이 증명되었습니다.

사실 이 현상은 오래 달리면서 생기는 스트레스에 의해 심박과 혈압이 위험 수위까지 상승한 결과, 뇌가 이를 비상사태로 인식하고 엔도르핀을 분비시켜 멍하니 기분이 좋아지는 상태를 만들어낸 것입니다. '고통을 없애기 위한 것'인 셈이죠. 이 말은 엔도르핀의 행복감을 추구하려거든 어느 정도 괴로운 운동을 해야만 한다는 말이면서, 매우 힘든 운동을 하면 러너스 하이라고 불리는 행복감까지 얻을 수 있다는 뜻이기도 합니다.

다만, 이 책에서 제가 제안하는 행복한 운동은 날마다 해야 할 습관이므로 엔도르핀이 분비될 정도로 힘든 운동은 추천하지 않습니다. 어디까지나 즐겁다, 기분 좋다라고 느낄 정도의 운동이 바람직하다고 생각합니다.

그래도 만일 엔도르핀 증가를 목적으로 삼고 싶다면 운동량보다 오히려 운동 지속 시간을 늘려보세요. 시간이 더욱 큰 영향을 미칩니다. 하지만 유감스럽게도 날마다 같은 시간 동안 운동을 계속하다 보면 엔도르핀은 더 이상 분비되지 않습니다. 매일 계속하다 보면 익숙해져서 몸이 더 이상 운동을 고통으로 느끼지 않기 때문이죠.

운동의 종류는 어떨까요? 결론부터 말하자면 행복감 증진을 위해 운동을 한다면 유산소 운동이든 무산소 운동이든 그 종류는 상관이 없습니다. 단, 걷기 등의 유산소 운동이 엔도르핀을 더 많이 생성합니다. 또한 유산소 운동은 우울증 증상도 경감시켜주므로 우리가 원하는 목적에 더 효과적이라 할 수 있죠.

미국의 정신과의사 블루멘탈의 연구에서는 '16주 동안 유산소 운동을 계속하는 것은, 같은 기간 동안 항우울제를 복용하는 약물요법과 유사하게 증상을 경감시켜주는 효과가 있으며 재발도 적다'는 사실이 밝혀졌습니다. 이는 유산소 운동을 통해 세로토닌이나 도파민도 늘어나기 때문입니다.

유산소 운동은 불안감을 낮춰 마음을 가볍게 해주는 효과도 큽니다. 특히 공황장애나 전반성 불안장애(GAD, generalized anxiety disorder)처럼 불안 감수성이 높은 사람에게 효과적입니다.

불안감이 높으면 사람은 심박수가 빨라지며 호흡이 얕고 가빠지는 등의 신체 감각을 느끼게 되는데, 이러한 반응은 운동할 때 나타나는 반응과 유사하죠. 이렇게 불안감과 유사한 신체적 감각을 운동을 통해 경험하고 버티다 보면 실제로 불안감에서 오는 정신적 증상을 느끼더라도 공포심이 서서히 잦아들게 됩니다.

: 중장년층에게는 가벼운 운동을 추천!

특히 중장년층에게는 가벼운 운동을 추천합니다. 비록 엔도르핀 분비는 적지만 가벼운 운동만으로도 **혈액 중의 산소가 늘어나고, 이 산소가 뇌로 전달되면서 머리가 개운해지고 기분이 좋아집니다.**

게다가 뇌에서 '신경 성장 인자'라 하는 신경 성장 촉진 물질도 만들어져 다양한 뇌 신경세포의 건강과 기능을 증진시킵니다. 인간의 뇌는 나이가 들수록 그 부피가 줄어듭니다. 이때 규칙적으로 운동을 하면 해마의 혈류를 증가시키고 장기적으로 부피가 증가해 고령자라도 전두엽의 크기가 커지는 장점까지 얻을 수 있는 거죠(전두엽은 사고력이나 판단력, 감정 조절, 집중력 등 인간의 인지·행동 조절을 담당하는 뇌의 중요한 영역으로 나이가 들수록 점점 그 크기가 작아지며 노화되어 기능이 떨어진다 — 편집자).

또한 가벼운 운동은 나이를 먹음에 따라 뇌의 부피가 감소하는 현상도 막아줍니다.

하지만 규칙적으로 운동한다는 건 남녀노소 누구에게나 정말로 어려운 일이죠. 저 역시 추운 겨울날이나 더운 여름이면 특히 쉬고 싶어집니다. 그럴 때를 위해 함께 할 수 있는 친구를 만들어두면 좋습니다. 친구와 함께 운동을 하면 옥시토신도 분비되어 스트레스나 짜증, 귀찮음이 줄어들고 증정적인 감정도 생겨나므로 힘을 내서 행복하게 운동할 수 있게 될 겁니다. 최근에는 애플리케이션을 이용해 서로를 격려해가며 운동을 할 수 있게 되었으므로 이러한 애플리케이션을 이용하는 것도 추천합니다.

물론 운동 자체도 일종의 스트레스로 작용하기 때문에 운동을 하면 코르티솔이 대량으로 분비됩니다. 그러나 운동을 마친 뒤에는 코르티솔 분비에 제동이 걸립니다. 이를 매일 반복하는 과정에서 코르티솔 분비에 능숙하게 제동을 걸 수 있게 되고, 결과적으로는 조절 능력이 생겨서 평소 스트레스를 받았을 때 코르티솔이 계속해서 분비되는 상황을 막을 수 있게 됩니다. 덧붙여 옥시토신이 코르티솔 분비 억제에 효과적이므로 스트레스가 있을 때야말로 친구와 함께 운동하면 스트레스 해소에 큰 도움이 됩니다.

➡ 행복감을 높이는 운동 습관!
- 일주일에 총 2시간 정도의 중강도 유산소 운동(빨리 걷기)
- 일주일에 총 1시간 정도의 고강도 유산소 운동(조깅, 러닝, 수영)
- 주 2회 근육 트레이닝

➡ 행복감을 만드는 운동 포인트!
- 목표에 도달하면 자신에게 포상을 줄 것
- 매일 운동을 한 뒤에는 다음 트레이닝을 시작하기 전에 심신이 충분히 회복될 만한 시간을 갖기
- 운동할 힘을 주는 친구나 가족 찾기

마음챙김으로
마음의 방황에서 벗어나자

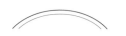

우리 뇌에 있는 신경회로는 태어난 이후의 다양한 경험을 통해 사람마다 다른 배선이 만들어집니다. 갓 태어났을 무렵에는 많은 신경세포를 갖추고 있지만, 각각의 신경세포는 제대로 이어져 있지 않으며 이후의 경험을 통해 이어지게 되죠.

뇌는 2세 무렵까지 매우 활발하게 발달하면서 자주 사용되는 신경회로는 강화되고, 불필요한 연결은 사라지며 뇌 구조가 더욱 정교해집니다. 성인이 된 뒤에도 이렇게 한 번 만들어진 신경회로가 주로 작동하게 됩니다.

그렇다면 어른이 된 후 새로운 신경회로를 만들고, 행복을 느끼기 쉬운 신경회로로 바꾸려면 어떻게 해야 할까요?

ⒹⒺ행복의 기술 24 〈

: 자동적인 반응 그만두기

뭔가 좋지 않은 습관을 갖고 있다면 그 습관을 버려야 합니다. 그러려면 먼저 그 나쁜 습관을 유발하는 자극이 무엇인지를 파악해야겠죠. 그리고 내가 그 자극에 자동적으로 반응한다는 것을 인식하고 '반응하기'를 그만두어야 합니다. 다시 말해, 습관 교정의 첫 번째 단계로 중요한 사항이 바로 **자동적인 반응 그만두기**라는 뜻입니다.

이때 알아두어야 할 것이 '마인드 원더링*mind wandering*'입니다.

놀랍게도 뇌에는 스트레스를 한층 악화시키는 구조가 있습니다. 그 구조는 바로 '기억력'과 '상상력'입니다. 아니, 이 두 가지는 인간에게 무척이나 훌륭한 힘이라고 생각했던 능력 아닌가요?

물론 기억력과 상상력은 제대로 기능한다면 무척이나 놀라운 능력을 발휘합니다. 하지만 안 좋은 방향으로 기능하는 구조도 있죠. 이 구조가 앞서 말한 마인드 원더링, 즉 마음의 방황입니다.

우리는 보통 기분이 부정적일 때는 현재가 아닌 과거의 후회나 미래에 대한 불안감에 사로잡혀 이런저런 생각에 빠지게 됩니다. 그리고 대부분의 시간을 부정적인 감정과 사고에 쏟고 의식이 점거되어버리고 스트레스가 이어집니다. 더 나아가 이것이 우울감을 유발해 끊임없이 스트레스에 괴로워하고, 코르티솔이 과잉 분비되어 뇌를 갉아먹게 됩니다.

이러한 상태에서 벗어나게 해주는 것이 바로 '마음챙김*mindfullness*'입니다.

: 메타인식으로 시작하는 마음챙김

마음챙김의 본질은 '지금 이 순간의 경험에 온전히 집중하고 주의력을 재훈련하는 것'입니다. 그 핵심 요소는 기분 좋은 감각적 특징에 주의를 기울이고, 그 자극으로부터 느껴지는 긍정적인 감정과 편안한 감각에 대한 '메타인식'을 갖는 것입니다. 즉, 자신이 느끼는 감각이나 감정 혹은 사고 등을 스스로 깨닫는 힘을 길러야 한다는 뜻입니다.

예를 들어 눈앞의 꽃을 감상한다고 가정해볼까요. 꽃의 색깔, 향기, 만졌을 때의 질감 등 꽃으로부터 느껴지는 모든 오감에 주의를 기울이면서 그에 의해 촉발되는 만족감과 기쁨의 감정을 맛보도록 하는 것입니다. 혹은 사랑하는 사람의 손을 잡고 그 온기와 이어져 있다는 감각을 느껴도 좋습니다. 이는 자동적인 반응에서 빠져나와 냉정하게 현실을 바라보게 하기 위함입니다.

우울증이나 불안장애 환자는 상황을 실제보다 비관적으로 보게 되는 '인지의 왜곡'이 있습니다. 우리 뇌는 스트레스를 받으면 불안이나 우울 등 부정적 감정과 관련된 편도체의 활동이 활발해집니다. 그리고 인간다운 이성을 담당하는 전두엽의 작용이 상대적으로 저하되고 맙니다. 그런 상황에서 매사를 이성적으로 생각하려 한들 제대로 되지 않겠죠.

이럴 때, 예를 들어 호흡에 집중해서 지금 이곳에서의 체험으로 의식을 기울이면 편도체의 과활동이 억제되고 상대적으로 저하되었던 전두엽의 기능도 개선되기 시작하죠.

이 상태에서 현실을 바라보면 냉정하게 상황을 파악할 수 있게 됩니다. 그러면 스트레스를 안고 있을 때는 눈치채지 못했던 사실을 깨닫게 되거나 자신의 상황을 극단적으로 나쁘게 바라보고 있었음을 깨닫게 되죠. 더 나아가 매사를 바라보는 자신의 방식이 부정적으로 왜곡되어 있다는 사실도 알게 될 겁니다.

이렇게 자기 자신이나 지금의 상황을 이해하고 적절하게 대응할 수 있게 되면 결과적으로 스트레스가 줄어듭니다.

마음챙김을 장기간 실시하는 사람은 편도체의 과활동이 잘 일어나지 않게 된다는 사실도 연구를 통해 밝혀졌습니다. **감정에 휘말리지 않고 항상 상황을 냉정하게 관찰할 수 있다**는 뜻이죠.

마음챙김은 도파민과 세로토닌을 증가시킨다

행복 호르몬과 마음챙김의 관계를 검토한 연구에 따르면 **마음챙김을 실시할 경우 도파민과 세로토닌이 늘어난다**는 사실이 밝혀진 바 있습니다. 마음챙김을 통해 도파민이 늘어나면 집중력이나 사고의 유연성이 높아지고, 세로토닌의 증가에 의해 마음은 안정적인 상태로 접어드는 것이죠. 게다가 세로토닌의 대사물인 멜라토닌이 증가해 수면의 질이 향상됩니다.

또한 세로토닌이 증가함에 따라 항 스트레스 호르몬인 코르티솔과 노르아드레날린은 감소해 스트레스도 줄어듭니다.

마음챙김 훈련법

마음챙김의 훈련법에는 다양한 방식이 있습니다만, 저는 '즐기면서 언제 어디서나 간단하게 할 수 있는'이라는 이 책의 주제에 따라 일상생활 속에 자연스럽게 마음챙김 훈련을 도입하는 방법을 추천하려 합니다.

● 메이크업 또는 스킨케어와 명상

화장을 하거나 지울 때 피부의 감각이나 손의 움직임 등에 의식을 기울여봅시다. 그렇게 주의를 기울여 인지하는 대상을 내가 제어하는 훈련을 하면 스스로에 대한 인식이 깊어지고, 스스로를 긍정적으로 받아들이는 자기 수용감이 향상되며, 타인과의 관계가 적극적으로 변하는 등의 긍정적 효과가 나타남이 확인된 바 있습니다.

제가 실시한 한 실험에서는 두 손으로 얼굴을 누르고 그 감각을 느끼는 명상 프로그램을 도입했더니 실제로 옥시토신의 분비가 촉진되었습니다. 그리고 피부 탄력, 윤기, 촉촉함이 높아지는 등의 긍정적인 효과도 확인되었습니다.

● 식사와 명상

식사하면서 실시하는 명상도 추천합니다. 우리는 하루 세 번 밥을 먹으므로 그 기회를 이용하는 것입니다.

이어서 소개할 마음챙김 식사법은 음식을 먹는 행위에 온전히 집중하고, 그 과정에서 자신의 신체적 감각, 감정, 생각 등을 알아차리는 식사 방식입니다. 단순히 무엇을, 얼마나 먹는지에 집중하는 것이 아니라, 어떻게 먹는지에 초점을 맞춥니다.

마음챙김 식사법

① 접시에 네 알의 건포도를 올린 후 눈으로 질감이나
    크기 등을 관찰합니다.
② 두세 차례 크게 심호흡을 합니다.
③ 손가락으로 집어서 직접 감촉을 확인합니다.
④ 냄새를 맡아봅시다.
⑤ 한 알의 건포도를 혀 위에 올려 씹지 말고 식감이나
    풍미를 맛봅니다.
⑥ 천천히 씹어봅시다. 그 식감이나 맛에 의식을
    집중합니다.
⑦ 천천히 삼킵니다.
⑧ 건포도 한 알만 남기고 모두 같은 동작을 반복합니다.
⑨ 마지막 건포도는 정말로 먹고 싶은지, 건포도를
    손으로 집어서 먹을 것인지, 말 것인지를 정하십시오.
⑩ 어째서 그러한 결정을 내렸는지 생각해봅시다. 결정의
    과정(생각한 것이나 불안 등)을 인식하도록 합니다.
⑪ 인식을 호흡으로 되돌려 종료합니다.

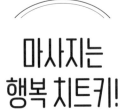

마사지는
행복 치트키!

마사지는 행복을 느끼게 해주는 만능 수단입니다. **마사지를 통해 네 가지 행복 호르몬이 모두 방출**되기 때문이죠.

마사지를 하면 가장 먼저 도파민과 엔도르핀이 분비됩니다.

쥐를 이용한 실험에서는 특히 등에 약간의 압박을 가하며 마사지를 하자 도파민 분비가 증가한다는 사실이 밝혀졌습니다. 다만 복부의 경우, 압박을 가하기보다는 좀 더 가벼운 자극을 했을 때 도파민 분비가 늘어났습니다. 등과 비슷한 세기로 압박하면 내장을 자극하여 피부 자극 효과가 약해져버리기 때문이라 생각합니다.

인간 역시 마찬가지입니다. 등 마사지는 에살렌 마사지(오일 마사지의 일종, 미국 캘리포니아의 빅서에 위치한 에살렌 연구소에서 개발되었으며 심신 이완과 치유를 추구하는 마음챙김 마사지라 할 수 있다 ─ 편집자)처럼 전 세계에서 다양한 방법으로 실시되고 있으며, 쾌감을 만들어내는 효과를 갖고 있습니다. 이렇게 완만하고 부드러운 피부 자극에 의해 엔도르핀이 분비되면서 기분이 좋아지고, 도파민도 분비되기 때문에 더 오래 마사지를 받고 싶다는 욕구도 생기게 되죠.

엔도르핀은 심신의 아픔을 완화하는 물질이므로 그러한 상태에 놓인 사람에게 마사지는 특히 효과적입니다. 실제로 고독해 보이고 불안해하던 원숭이에게 동료들이 그루밍을 해주자 뇌의 엔도르핀이 늘어나 고통이 잦아들었다고 합니다.

마사지를 시작하고 약 10분이 지날 무렵부터는 옥시토신과 세로토닌이 분비됩니다. 피부에는 부드럽고 느린 속도의 자극을 감지하는 C-섬유라는 신경이 있습니다. 마사지를 받으면 부드럽고 느린 속도로 움직이는 자극이 피부에 가해지게 되고 이 자극이 C-섬유를 통해 뇌로 전해져 옥시토신이 분비되죠. 이 자극은 마취된 상태거나 등 쪽에 바람이 불기만 해도 활성화됩니다. 즉, 마사지를 받을 때의 상황이나 마사지를 하는 사람과 관계없이 피부 자극만으로도 옥시토신이 분비되는 것입니다.

마사지에 의해 분비되는 옥시토신의 작용으로 스트레스나 아픔, 고통이 치유되고, 상대방과 친밀한 관계도 형성됩니다. 또한 마사지를 받으면서 피부에 반복되는 리드미컬한 자극이 어우러지면서 불안감이 누그러지고 마음이 안정되기 시작하죠. 세로토닌이 분비되고 있다는 증거입니다.

때론 세로토닌의 대사물인 멜라토닌이 만들어지면서 잠이 오기도 합니다. 하지만 걱정하지 마세요. 자고 있더라도 효과는 충분하니까요!

게다가 피부에는 피부 상태를 개선시켜주는 섬유아세포가 있는데, 이곳에도 옥시토신 수용체가 풍부하게 존재합니다. 옥시토신이 이 수용체에 달라붙으면 콜라겐이나 히알루론산 등 피부 상태를 좋게 해주는 물질이 분비되어 피부의 보호막 기능이 향상됩니다. 관련 실험에서 피부를 단순히 문지르기만 해도 수용체가 활성화되었습니다. 즉, 이어서 소개할 '셀프 마사지'를 통해서도 피부 상태 개선을 기대할 수 있죠.

ⒹⓄⓈⒺ 행복의 기술 26

: 셀프 마사지

마사지는 몸과 마음을 치유해주지만 전문가를 비롯한 타인으로부터 도움을 받아야 한다는 번거로움이 있죠.

그래서 이 책에서는 셀프 마사지라 할 수 있는 셀프 터치를 소개하고자 합니다. 셀프 터치에는 몇 가지 방식이 있는데요. 모든 방식에 **스트레스나 불안감을 바로 완화시켜주는 효과**가 있으며 계속해서 실천하면 자신을 아끼고 소중히 여기는 능력도 기를 수 있습니다.

실제로 제가 한 연구 결과에서는 **나를 위로하는 마음을 담아 천천히 몸을 마사지하자 스스로 아끼고 사랑하는 마음**인 '셀프 컴패션*self-compassion*', 즉 나에 대한 연민이 높아졌습니다.

대학생을 대상으로 스트레스를 느낀 순간에 '소중한 사람을 어루만지듯이' 또는 '소중한 사람으로부터 어루만져지듯이' 셀프 터치를 하게 했습니다. 그러자 두 방식 모두 셀프 컴패션이 높아지며 스트레스가 완화됨을 알 수 있었죠.

그런데 셀프 터치는 나의 기분이 무척이나 중요합니다. 사실 셀프 터치를 하지 않더라도 '괜찮아', '이럴 때는 누구나 울적해지는 게 당연해'라고 스스로를 다독이는 진심 어린 마음만 있다면 셀프 컴패션은 높아집니다. 마음과 더불어 자신을 부드럽게 어루만지는 셀프 터치를 실천하면 그 부드러운 피부 감각에 의해 상승효과가 일어납니다.

내가 아닌 소중한 사람과의 스킨십에서도 마찬가지죠. 소중한 사람을 위로하거나, 애정을 담아서 어루만질 때에는 상대를 배려하는 마음을 가져야만 그 뜻이 전해진다는 말입니다.

터치는 무척이나 섬세한 소통 방식입니다. 상대방에 대한 배려의 마음을 듬뿍 담느냐에 따라 상대방에게 전해지는 것 역시 완전히 달라지게 됩니다.

다음 장에 네 가지 셀프 터치 방법을 소개했습니다. 상황이나 용도에 맞춰 따라 해 보세요.

4가지 셀프 터치 방법

● 버터플라이 허그*butterfly hug*

강한 스트레스나 정신적 충격을 경험했을 때, 그 감정을 즉시 완화해주는 방법

버터플라이 허그는 두 손을 가슴 앞에서 교차한 뒤, 좌우의 쇄골 아래쪽을 교대로 천천히 자극하는 방법입니다. 본래는 EMDR(Eye Movement Desensitization and Reprocessing, 안구 운동으로 강렬한 감정 반응을 점차 약화시키고, 그 기억이 더 이상 현재 삶에 부정적인 영향을 미치지 않도록 재구성하는 방법)이라는, 안구를 좌우로 움직이는 트라우마 치료의 일환으로 실시되었습니다. 버터플라이 허그 역시 EMDR과 마찬가지로 몸의 좌우 영역에 교대로 피부 자극을 가하면 좌우의 뇌반구가 교대로 자극을 받기 때문에 균형이 맞춰지면서 효과를 발휘합니다. 스스로 자신을 끌어안는 느낌도 있으므로 타인에게 안기는 듯한 안도감도 느낄 수 있습니다.

● 수딩 터치*soothing touch*

나 자신이 싫어지고 침울해졌을 때 스스로 치유하는 효과적인 방법

예를 들어 친한 친구가 큰 실패를 겪어 침울해졌을 때, 대부분의 사람들은 '괜찮아. 어떻게든 되겠지. 스스로를 질책하지 마'라는 식으로 다정하게 말을 걸고 부드럽게 대합니다. 하지만 같은 실패를 자신이 겪었을 때는 어떤가요.

'왜 이런 실패를 해버린 걸까. 나는 답도 없는 멍청이야'라고 스스로를 탓하는 경우가 많을 겁니다. 스스로 상처를 입히고 점점 더 침울해지기만 하죠. 이럴 때 친한 친구를 대하듯이 자신에게도 다정한 위로의 말을 건네고 부드럽게 쓰다듬어봅시다. 분명 마음에 위안을 얻어 '다시 힘내보자!' 하는 용기가 솟아날 겁니다.

특히 수딩 터치를 추천합니다. 수딩 터치는 소중한 사람을 터치할 때처럼 자기 자신을 터치하는 것으로, 스스로를 끌어안기, 얼굴을 양손으로 덮기, 무릎을 구부리고 앉아서 두 다리를 끌어안기, 가슴에 두 손 얹기 등 다양한 방식이 있습니다.

자신이 가장 차분하게 안심할 수 있는 방식을 찾아봅시다. 5분에서 10분 정도면 충분하니 나를 위로하는 말을 스스로 건네며 자신을 터치해봅시다.

옥시토신이 분비되어 기분이 차분해질 겁니다.

매일 계속하면 셀프 컴패션이 높아져서 스트레스에도 강해지게 될 거예요.

● 셀프 태핑 *self-tapping*

스트레스 때문에 짜증이 나거나 우울해졌을 때 추천하는 방법

태핑(Tapping, 손가락 끝으로 몸을 가볍게 두드리기)에는 다양한 방식이 있습니다만, 어느 방법이든 피부에 기분 좋은 자극을 주므로 세로토닌이나 옥시토신이 분비되어 스트레스나 불안감이 완화됩니다. 태핑 속도와 박자를 바꿔주면 효과도 달라집니다. 왼손, 오른손으로 몸을 1초에 한 번 왕복하는 정도로 천천히 태핑하면 세로토닌이 분비되어 편안해지는 효과가 있고, 좀 더 빠르게 태핑하면 아드레날린이 분비되어 각성 수준이 높아지고 기분이 개운해집니다. 아침에 일어났을 때나 업무 중 휴식 시간일 때는 빠른 태핑, 자기 전에 몸을 풀 때 등에는 느린 태핑을 추천합니다. 우리 몸의 여러 부위 중에서 머리에서 얼굴, 팔, 배 등을 태핑하면 좋습니다.

● 포어헤드 태핑 *forehead tapping*

조바심이나 불안감을 다스리고 싶을 때 즉시 효과가 나타나는 방법

스트레스나 조바심을 느끼기 시작하면 뇌의 워킹 메모리(작업이나 작동에 필요한 정보를 일시적으로 기억하거나 처리하는 능력)가 스트레스로 가득해집니다. 예를 들어 '해야만 하는 일이 잔뜩 쌓여 있는데 하지 않는' 혹은 '하고 있는데 줄어들지 않는' 상황이나, '먹고 싶은 것이 있는데 먹으면 안 될 것 같은' 갈등 상황처럼요.

이럴 때 이마를 다섯 손가락으로 가볍게 두드리는 '포어헤드 태핑'을 하면 워킹 메모리가 포어헤드 태핑의 자극으로 채워지기 시작합니다. 워킹 메모리에는 용량이 있어서 동시에 대량의 정보가 들어오기 시작하면 새롭게 들어온 쪽으로 처리 능력이 분배되기 때문에 새로운 자극(포어헤드 태핑)에 의해 오래된 사고가 밀려나게 되죠. 그 결과, 스트레스의 원인이었던 사고가 워킹 메모리에서 밀려나 뇌와 마음 모두가 맑아집니다.

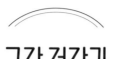

구강 건강과
행복감

여성은 인생 전반에 걸쳐 생리, 임신, 갱년기 등을 겪으며 호르몬 수치가 크게 변화합니다. 그런데 그 변화가 사실은 구강 질병과 관련되어 있다는 것 아시나요?

예를 들어 여성은 갱년기에 접어들면 수면이나 우울, 짜증 등 신체적으로는 물론이고 심리적으로도 다양한 증상이 생겨납니다. 입속에서도 점막이 마르고, 세균총(동식물의 표면에 정착해 발달하는 세균의 집단 — 옮긴이)이 변화하고, 치조골(치아를 지탱해주는 뼈)의 미네랄 밀도가 감소하는 등 다양한 영향이 나타나기 시작하죠. 특히 치주병은 우울증과 관계가 있다는 사실도 알려져 있습니다.

※ 치주병은 치아 주변 조직을 지지하는 잇몸에 만성적으로 염증이 생기는 질병입니다. 잇몸의 세균총에 이상이 생겨 발생하며 치조골이 낮아지고 심하면 녹아버리면서 치아의 상실로 이어질 수 있습니다.

치주병과 같은 구강 질환과 우울증, 이들은 어떠한 인과관계로 얽혀 있는 걸까요? 우울증에 걸린 결과 치주병에 걸리는 것인지, 아니면 치주병에 걸린 결과 우울증에 걸리는 것인지, 어느 쪽이 먼저일까요?

대만의 연구진은 대규모 추적 조사를 실시해 '치주병이 우울증의 원인으로 작용한다'는 사실을 밝혀냈습니다.

연구 결과, 아래 그래프와 같이 치주병이 있는 사람은 치주병이 없는 사람에 비해 우울증에 걸리는 비율이 1.6배에서 1.8배 높았습니다. 치주병은 전신의 면역 기능을 교란시키는데, 그에 따라 세로토닌이 만들어지지 않게 되어 영향을 준 것이라 추측하고 있습니다.

즉, 치주병을 예방하는 것도 행복 호르몬을 지키는 방법 중 하나라 할 수 있습니다. 특히 옥시토신이 도움이 됩니다.

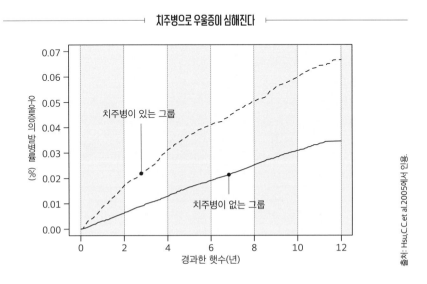

치주병으로 우울증이 심해진다

출처: Hsu, C.C. et al 2005에서 인용

영국의 팍소이를 비롯한 연구진은 옥시토신에 치주병을 예방하는 효과가 있음을 발견했습니다. 옥시토신은 치아 세포의 대사에도 관여하고 있으며 뼈의 형성을 촉진시켜줍니다. 따라서 치주병에 따른 뼈 손상을 예방하고, 나아가 산화 스트레스나 염증도 억제하므로 치주병에 효과적인 약제로서 주목을 받고 있죠.

구강 질환인 만큼 예방에는 이 닦기가 중요합니다. 일반적인 방법도 좋지만, 지금 소개하는 방법을 따라 해 보길 추천합니다. 행복감도 높아질 거예요.

이 방법의 특징은 이를 닦을 때, 지금 어느 곳을 닦고 있는지에 의식을 기울인다는 점입니다. 이는 마음챙김 훈련이기도 합니다. 누구나 매일 양치질을 하므로 이 시간을 마음챙김 시간으로 삼으면 굳이 따로 시간을 내지 않더라도 충분히 주의를 제어하는 훈련을 할 수 있습니다.

또한 치주병 예방을 위한 이 닦기에서는 잇몸 마사지가 중요한데, 이는 그야말로 셀프 마사지라고 할 수 있는 방법이기도 합니다. 가볍고 편안한 자극을 염두에 둔 채 잇몸에 칫솔질을 하면 옥시토신의 분비가 촉진되어 셀프 마사지의 효과를 얻을 수 있습니다. '행복감을 높이는 이 닦기'를 실시하면 그 효과는 아마 두 배, 세 배로 늘어날 겁니다.

• 행복감을 높이는 이 닦기

그림을 참고해 아래 순서대로 하나하나를 의식하면서 이를 닦아보세요.

칫솔에 치약을 천천히 짠다.
↓
치약을 코 밑으로 가져가 향기를 맡는다.
↓
칫솔을 천천히 치아와 잇몸에 대고 감촉을 느낀다.
↓
한 곳을 10회 정도 왕복하고 속으로 횟수를 세면서 닦는다.
↓
그림처럼 치아의 바깥쪽, 안쪽, 씹는 면의 순서대로 모든 이를 의식하며 닦는다.
↓
잡념이 떠오르거든 그곳으로 의식을 집중한 뒤 다시 이어서 이를 닦기 시작한다.

1
치아와 잇몸 사이의 골에 칫솔을 45도 각도로 대고 미세하게 가로로 진동시킵니다.

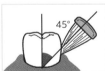

2
칫솔을 치아의 표면에 수직으로 대고, 치아와 잇몸 사이에 털끝을 넣어서 미세하게 진동시킵니다.

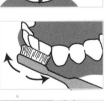

3
앞니 뒤쪽이나 치아의 요철은 세로로 세워서 닦습니다.

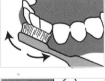

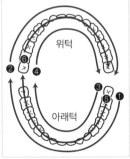

위턱

아래턱

4 한붓그리기처럼 순서대로 닦아나가면 남은 이물질이 줄어듭니다.

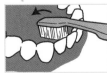

출처: 일과 건강의 정보국디어신규 헬스케어에서 인용

Part 2
행복감이 높아지는 삶의 자세

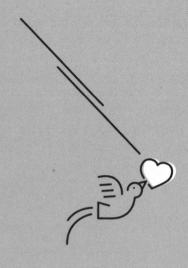

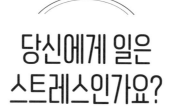

당신에게 일은
스트레스인가요?

일하는 방식, 일을 바라보는 관점은 우리의 행복감에 크게 영향을 미칩니다. 여기서는 네 가지 행복 호르몬과 일을 바라보는 관점과의 관계를 살펴보겠습니다.

우선 도파민은 목표를 정하고 그것을 달성하고자 할 때 분비되죠. '일'이라는 관점에서 보자면, 특히 하고 있는 일이 즐겁다라고 느낄 때 많이 분비됩니다.

'일이 즐겁다니 말도 안 돼'라는 목소리가 들려오는 듯하네요.

설령 즐겁지 않더라도 조금이라도 '즐길 수 있는' 방법을 생각해보세요. 단조롭고 지루하다면 '오늘은 한 시간 동안 여기까지 해 봐야지' 하고 목표를 정해놓고 시작하면 목표 달성을 위해 도파민이 분비되면서 의욕도 생겨날 겁니다.

큰 규모의 일이 맡겨져 스트레스라면 그 일을 작게 나눠보세요. 그 규모 그대

로 고스란히 남아 있으면 의욕을 잃기 쉽지만, 작게 나누면 목표가 눈에 쉽게 들어와 달성하기도 쉬워지므로 의욕도 높아질 겁니다. 이것이 도파민 분비를 높이는 방법 중 하나입니다.

덧붙여, 한 가지 과업을 완수했을 때마다 자기 자신에게 선물을 합시다.

그리고 만약 중요한 일이 맡겨져서 책임감에 마음이 무거울 경우에는 '안티시페이터리 코핑(anticipatory-coping, 선제적인 조치)'을 떠올려보세요. 이는 '그렇게나 막중한 일은 나 자신의 능력을 높여주는 기회다'라고 인식해서 부담감을 도전 정신으로 바꾸고(인지적 재평가), 목표를 이루는 과정에서 뭐가 힘들지 미리 생각해두고 대비하는(행동 전략) 방식입니다.

어려움이 발생한 뒤에 대처하는 코핑이 아니라, 사전에 준비하고 미리 대비하는 안티시페이터리 코핑을 사용하면 스트레스를 경감시키고 적극적으로 대응할 수 있을 거예요.

일도 공부도 마찬가지로 '플로우 상태'를 자주 느끼는 사람은 **행복감도 느끼기 쉽다**고 합니다. 플로우 상태란 미국의 심리학자 칙센트미하이가 발견한 개념으로 몰두하고 열중한 상태를 말합니다. 오른쪽 그림처럼 지루함과 불안감 사이의 최적 지점에 놓이게 되어 자아를 잊고 매사에 집중하면서 눈 깜짝할 사이에 시간이 흘러버리는 심리 상태를 가리킵니다.

그리고 '자신의 능력을 발휘할 수 있는 일', '목표를 달성할 가능성과 달성하지 못할 가능성이 비슷한 일' 두 가지 조건이 갖춰지면 **플로우 상태**를 경험하기 쉽다고 합니다. 연구를 통해 그 사실이 밝혀진 바 있죠.

너무나도 간단해서 도전할 보람이 없는 과제는 지루할 수밖에 없고, 달성하더라도 감동이 없습니다. 반면 자신의 현재 능력으로 가늠해보아 달성하기 너무 어려운 과제는 걱정이나 불안감이 앞설 뿐 의욕이 생기지 않죠.

따라서 조금만 노력하면 달성 가능한 수준의 과제를 목표로 설정하면 의욕
이 높아져서 플로우 상태로 접어들 수 있게 되는 것입니다.

마지막으로 목표를 달성하면 엔도르핀의 보상을 받을 수 있다는 점을 기억
하세요. 엔도르핀은 '기쁘다', '행복하다'라는 자아도취적인 기분을 낳아 설령
기대했던 목표를 이루지 못해 기분이 침울해졌을 때에도 조금만 더 힘내자는
에너지원이 되어주죠.

또 한 가지, 점심시간 등 휴식할 때에는 동료와 함께 바깥으로 나가 걸어봅
시다. 특히 햇볕을 쬐며 근육을 뻗으면서 걷는 것이 효과적입니다. 짧고 깊은
호흡을 몇 번 시도해보면 엔도르핀과 함께 세로토닌도 분비됩니다. 또한 동료
와 함께 달콤한 디저트를 먹으면 옥시토신도 분비될 거예요.

상사에게 지적을 당했거나 실수를 저질러서 스트레스를 받았을 때에는 **셀프
터치**를 이용해 마음을 차분하게 정돈하는 것 역시 마음 회복에 도움이 됩니다.

도전 수준과 기술 수준의 조합으로 심리 상태는 다양해진다

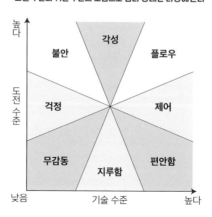

출처: Csikszentmihalyi, M. (1997).

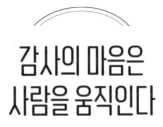

감사의 마음은
사람을 움직인다

'깊은 배려에서 나오는 감사의 말을 곳곳에 전하며 하루를 보낸다. 이것이 친구를 만들고 사람을 움직이는 진리다'

미국의 유명한 작가 데일 카네기(1888-1955)의 말입니다. 이 말에 숨은 원리를 행복 호르몬에서도 찾을 수 있어요. **감사의 마음은 도파민이나 옥시토신, 세로토닌의 분비를 촉진시켜** 행복감을 높이고 건강을 증진시킵니다.

일본에서는 일반적으로 감사의 마음이 비즈니스에 도움이 된다고 생각합니다. 감사를 전하는 사람은 상대방이 자신에게 뭔가 이익이 되는 일을 해주었기 때문에 감사하는 마음이 생겨나고, 감사를 받는 사람은 상대방에게 유익한 행위를 하고 상대방이 기뻐함에 따라 기쁨을 느끼게 되죠. 이렇게 감사하는 사람과 감사받는 사람 모두 옥시토신의 분비량이 높아지게 되고, 옥시토신의 효과로 상대방과의 신뢰 관계 역시 강해집니다.

감사의 마음이 직장 내에서 긍정적 영향을 미친다는 연구 결과도 있습니다.

동료에게 감사하는 마음을 느낀 사람은 '뭔가 보답을 해야 하는데'라는 마음이 들게 됩니다. 그래서 결국 상대방을 위해 뭔가를 보답하게 되고, 이는 긍정적인 상호작용과 협력적인 관계를 증진시키는 요인이 됩니다.

직장 내에 감사가 넘치는 분위기가 조성되면 보답을 받은 상대방뿐만 아니라 다른 사람에게도 긍정적 영향을 주게 되고, 감사의 고리는 네트워크 안에서 계속 넓어집니다. 결과적으로 직장 전체의 분위기가 화기애애해지고 안도감으로 충만해져서 구성원들의 기분이 편안해지게 됩니다. 그런 환경에서는 직장 안에서 인간관계로 인한 고민도 줄어들고, 그 에너지를 업무에 쏟을 수 있게 되면서 업무에 대한 집중력이 높아지겠죠. 그러면 더 나아가 생산성이 높아지고, 업무 만족도가 높아질 수 있습니다.

감사하는 마음과 이를 상대방에게 표현하는 행동은 건강에도 이롭습니다.

미국의 심리학자 매크러티는 감사와 심박수의 관계에 대해 조사했습니다. 246쪽 그래프의 가로축은 0초에서 100초까지는 머릿속으로 과거에 있었던 갈등을 떠올리게 했을 때의 심박수를 나타낸 것입니다. 그리고 100초부터는 머릿속으로 감사를 표하게 했습니다. 그러자 감사를 표했을 뿐인데 심장의 움직임이 완만해졌습니다.

이러한 결과가 나타난 것은 감사의 말로 옥시토신이 작용했기 때문이라 여겨지고 있습니다. 옥시토신은 부교감신경이 우위에 서게 하여 안정 효과를 가져다주니까요(해당 연구를 통해 감사하는 마음과 표현이 심혈관 건강 개선, 스트레스 감소 및 심리적 안정, 수면의 질 향상 등 건강에 긍정적인 영향을 주는 것으로 발표되었다 — 편집자).

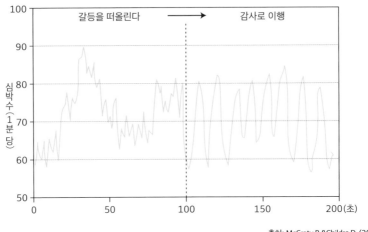

출처: McCraty,R.&Childre,D.,(2004).

하지만 그저 단순하게 감사를 표하거나 받기만 한다고 행복감이 높아지는 것은 아닙니다. 그렇다면 어떻게 해야 행복감이 높아질까요? 가장 빠르게 행복감을 높일 수 있는 방법에는 어떤 것이 있을까요?

ⓓⓄⓈⒺ 행복의 기술 28

: 감사한 마음에만 초점을 맞추자

우선은 일주일에 한 번이라도 '감사해야 할 사건'을 의식적으로 떠올려보길 추천합니다. 예를 들어 직장 동료가 업무를 도와준 일처럼 말이죠.

그런데 이때, 보통은 감사의 마음과 동시에 부정적인 감정도 동시에 솟아나기 마련입니다. 특히 일본인의 경우는 말이죠.

'이렇게 힘든 일을 시키다니 미안해지는데(미안했어)…'

감사의 마음과 동시에 부정적인 감정이 든다면 행복감은 상쇄되어버립니다. 따라서 감사해야 할 사건을 떠올릴 때는 '도움을 받았다'라는 감사한 사건에만 초점을 맞추도록 합시다.

ⒹⓄⓈⒺ 행복의 기술 29

: 감사를 전달하자

다음으로 감사의 마음을 상대방에게 전달해야 합니다. 감사의 마음이 상대방에게 전해지지 않으면 대인 관계에는 변화가 생겨나지 않으니까요.

감사의 마음을 전달하는 데는 다양한 수단이 있지만, 가장 쉬운 방식은 아마도 직접 말로 전하는 것이 아닐까요. 이 또한 '미안하다' 등의 부정적 감정에 기반한 사과하는 말로 전하기보다 직접적으로 '고맙다'라고 전하는 편이 상대방의 마음에 더 와닿을 겁니다. 말로 전달하기가 부끄럽다면 문자나 메일 등으로 전달해도 좋습니다.

ⒹⓄⓈⒺ 행복의 기술 30

: 받기보다 베풀자

마지막으로 가장 중요한 것은 누군가에게 감사를 '받을' 행동을 하는 것이 실제로 가장 행복감을 높여주는 방법이라는 사실입니다. 앞서 언급했듯이 감사한 사건이 있을 경우에는 '본의 아니게 미안하다'와 같은 부정적인 감정도 동시에 느끼기 때문에 옥시토신도 낮아집니다. 하지만 누군가에게 감사를 받는 경우에는 부정적인 감정은 거의 느끼지 못하죠. '고맙다'라는 말을 들었다면 순수하게 기분이 좋아지고, 그런 자신을 자랑스럽게 생각하는 자존감도 높아지게 됩니다.

이것이 행복감을 높일 수 있는 가장 효과적인 방법입니다.

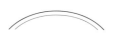

워라밸로
행복 찾기

이번에는 일과 가정의 관계와 행복감에 대해 살펴보겠습니다.

250쪽 그림의 화살표 바깥쪽 흐름처럼 회사에서 기분 나쁜 일이 있었을 경우, 그 영향을 가정까지 끌어들여서 부부싸움으로까지 번진 적은 없으신가요. 일과 가정생활을 완전히 나누기란 어려운 법이니까요.

이러한 영향을 '흘러 넘친다'는 뜻의 '스필 오버*Spillover*(유출) 효과'(액체가 용기 밖으로 넘쳐흐르는 현상을 의미하지만, 다양한 분야에서 특정 현상이 예상치 못한 곳으로 영향을 미치는 것을 비유적으로 나타내는 용어로 사용함 — 편집자)라고 부릅니다. 반대로 가정에서 부부 관계가 삐걱거리면 그 영향이 업무까지 이어지고 말아 업무에 지장이 생기는 경우도 있죠.

스필 오버 효과에는 화살표 안쪽처럼 좋은 영향도 있습니다. 일에서의 좋은 영향이 가정으로 이어지고, 그것이 또다시 일에 좋은 영향을 미치는 것입니다.

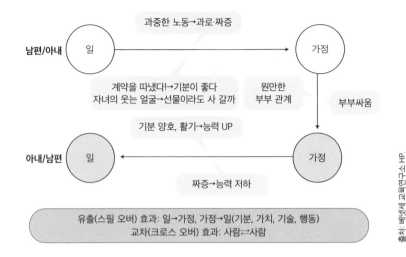

워크·라이프·밸런스(유출효과와 교차효과)

과중한 노동→과로·짜증

남편/아내 일 → 가정

계약을 따냈다!→기분이 좋다
자녀의 웃는 얼굴→선물이라도 사 갈까

원만한
부부 관계

부부싸움

기분 양호, 활기→능력 UP

아내/남편 일 ← 가정

짜증→능력 저하

유출(스필 오버) 효과: 일→가정, 가정→일(기분, 가치, 기술, 행동)
교차(크로스 오버) 효과: 사람⇄사람

출처: 베넷세 교육연구소 HP.

또한 일의 영향이 가정의 부부 관계나 부모 자식 관계로 나타나며 상호작용 하는 현상을 '크로스 오버Crossover(교차) 효과'라고 합니다. 두 용어 모두 어떤 영역에서의 경험이나 사건이 다른 영역에도 영향을 미칠 수 있다는 점을 보여주는 중요한 개념이죠.

그런데 여기서, 예를 들어 업무상의 스트레스를 운동으로 해소하고자 하면 어떨까요? 긍정적 효과를 줄까요?

결론부터 말하자면 모두 그렇지는 않습니다. 실패하는 경우가 많습니다. 운동은 코르티솔이나 테스토스테론을 증가시키기 때문에 교감신경이 우위에 서게 되어 한층 공격적으로 변하거나 불안해져서 가정에 악영향이 강하게 나타날 가능성이 있습니다.

그렇다면 돌아가는 길에 한잔 걸쳐서 스트레스를 해소하는 건 어떨까요. 역시 마찬가지입니다.

업무상의 스트레스를 풀고 들어가고 싶다면 오히려 62쪽에서 소개한 시소의 '지금, 여기' 호르몬을 강화하는 것이 좋습니다. 그 방법으로 마음챙김, 셀프 터치, 가까운 사람의 보살핌과 스킨십, 스트레스 발산하기 등을 추천합니다.

① 마음챙김

일을 마치고 돌아가는 길이나 집으로 돌아와 혼자 있게 되었을 때면 자신의 생각이나 감정으로 주의를 돌려봅시다.

그러면 '나는 이렇게나 화가 나 있다', '상사에게 본때를 보여주고 싶다고 생각한다'라고 자신의 생각이나 감정을 돌아보며 거리를 둘 수 있게 되고 분노나 짜증에 휘말리는 대신에 냉정함을 찾을 수 있게 되죠.

② 셀프 터치

그중에서도 특히 수딩 터치(234쪽)가 좋습니다. 일을 마치고 집으로 돌아왔다면 자신을 부드럽게 어루만져봅시다. 결코 자신을 질책해서는 안 됩니다. '나는 잘못이 없어', '그런 식으로 혼이 났으면 우울해지는 게 당연해'라는 식으로 자신을 소중히 대하며 어루만지면 효과적입니다.

이렇게 옥시토신이 늘어나 자애로운 마음이 충만해지면 결코 타인에게 화풀이를 하는 일은 없을 겁니다. 이튿날에는 기분을 회복해 일터로 나갈 수 있겠죠.

③ 가까운 사람의 보살핌과 스킨십

직장에서 겪었던 기분 나쁜 일을 아내나 남편에게 털어놓은 것 역시 중요합니다. 상대가 공감하며 이야기를 들어주기만 해도 옥시토신이나 엔도르핀, 세로토닌이 분비됩니다. 덧붙여 이렇게 자신을 이해하고 보살펴주는 가까운 사람이 있음을 확인함에 따라 격려를 받았다는 감각이 생겨나 차분해지고 기운이 솟아나게 됩니다.

어린 아기나 반려동물이 있는 가정에서는 집으로 돌아온 뒤 아기를 다정하게 안아주거나, 반려동물을 부드럽게 쓰다듬어줍시다. 그러면 옥시토신이 늘어나 기분이 온화해집니다. 단, 조금이라도 아기나 반려동물을 거칠게 대할 것 같다는 생각이 든다면 이 방법은 맞지 않겠죠.

④ 스트레스 발산하기

혼자 노래방에서 실컷 노래를 부르거나, 코미디 영화를 보러 가서 한바탕 웃거나, 혹은 남몰래 펑펑 눈물을 흘리는 것도 좋습니다. 이렇게 엔도르핀을 늘리면 마음의 고통을 치유해 후련하게 만들어주므로 스트레스를 가정까지 끌어들이지 않게 됩니다.

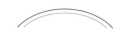

마인드셋을 가진 사람과
그렇지 못한 사람의 차이

지금까지 행복감이 높아지는 방법으로 일과 감사의 마음을 통한 행복 찾기, 스트레스를 발산하는 방법 등에 대해 소개했습니다. 하지만 아무리 좋은 방법을 소개한다고 해도 이를 실행에 옮길 수 있는 사람이 있으면 그렇지 못하는 사람도 있습니다. 현실적으로 후자가 훨씬 많겠죠.

그렇다면 이렇게 두 부류로 나뉘게 되는 결정적 원인은 무엇일까요?

우선, 실행에 옮기는 사람은 '행복은 어떻게든 내 힘으로 만들 수 있다. 지금은 행복하지 않지만 나의 성장과 함께 행복은 언젠가 손에 들어올 것이다'라는 생각을 내면 깊숙이 갖고 있는 경향이 있습니다.

이와 반대로 실행에 옮기지 못하는 사람은 '행복은 타고나는 것이다', '주어진 환경에 따라 정해지는 것이다', '나의 성장이나 노력으로는 어찌 할 도리가 없다'라고 생각하는 경향이 있죠.

그러나 일이든 공부든, 모두 자신의 노력이나 성장에 의해 달라진다는 사실은 여러 연구에 의해 밝혀진 바 있습니다. 그리고 긍정적으로 생각하는 사람은 대인 관계에서 행복을 느끼는 사람이거나 건강한 사람이며 주변에 친한 사람이 많습니다. 이와 관련된 행복 마인드셋 연구 결과를 함께 살펴봅시다.

미국의 한 심리학자는 운동과 일의 관계에 대해 연구를 실시했습니다. 연구에서는 호텔의 여성 객실 청소부 84명을 두 그룹으로 나누었습니다. A 그룹에게는 '호텔 방 청소는 좋은 운동으로 미국 공중위생국 지침의 활동량 추천 사항을 충족하고 있다'라고 밝혀서 그들의 업무가 얼마나 좋은 운동인지를 강조했습니다. B 그룹에게는 이러한 정보가 주어지지 않았죠.

그로부터 4주 후 정보가 주어진 A 그룹은 B 그룹에 비해 체중, 혈압, 체지방, 허리와 엉덩이의 비율, BMI(비만도)가 감소했습니다. 딱히 운동량이 늘었다거나 식사에 신경을 썼다는 등의 변화가 없었음에도 불구하고도 말이죠.

이 실험에서 알 수 있는 사실은 '일은 건강에 도움이 된다'라는 마인드셋 mindset(개인의 태도나 인식, 사고방식 — 옮긴이)을 가지면 정말로 신체의 건강도가 좋아진다는 것입니다.

실제로 성장 마인드셋을 가진 사람은 훗날 성공할 가능성에 대해 낙관적으로 평가하는 반면, 우울한 상태에 빠진 사람은 현재의 불행은 불가피한 것이라고 믿는 경우가 많습니다. 이런 마음가짐이라면 행복을 추구하지 못할 뿐 아니라 사회생활 속에서 행복을 찾아내지 못할지도 모릅니다.

여러분은 행복 마인드셋이 있는 사람과 없는 사람, 어떤 사람이 되고 싶습니까?

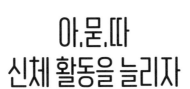

아,문,따
신체 활동을 늘리자

운동은 확실히 행복감을 높여줌과 동시에 건강도 증진시켜줍니다. 하지만 '시간이 없다', '의지가 약해 작심삼일로 끝난다' 등의 이유로 운동을 규칙적으로 하기란 꽤나 어려운 일임은 사실입니다.

그렇다면, 일상생활에서 신체 활동을 늘려보세요. 그것만으로도 충분한 효과를 기대할 수 있습니다(256쪽 그림 참고).

신체 활동을 권하는 이유는 행복감과 연관성이 있기 때문입니다. 미국 테네시 건강과학센터의 라티나는 우선 스마트폰용으로 애플리케이션을 개발해 배포했습니다. 그 후 이를 다운로드한 사람에게 무작위로 현재의 행복감이나 기분에 관한 질문을 전송해 답변을 받았죠. 그리고 '이 질문을 받기 전 15분 동안 당신은 '걷고 있었습니까', '자고 있었습니까' 등 무엇을 하고 있었는지도 질문

신체 활동

운동

건강 증진이나 체력 향상, 즐거움 등의 **의도**를 갖고 **여가시간**에 **계획적**으로 실시하는 활동

속보, 댄스, 에어로빅, 조깅,테니스, 축구 등

생활 활동

일상생활을 영위하는 데 필요한 노동이나 가사에 동반하는 활동

쇼핑, 개 산책시키기, 통근, 바닥 청소, 세차, 아이와 놀아주기, 계단 오르내리기, 눈 치우기 등

출처: 후생노동성 HP, 18세에서 64세의 사람을 대상으로 한 신체 활동 지침(액티브 가이드).

했습니다. 동시에 스마트폰으로 측정한 신체 활동량도 수집했습니다. 17개월 동안 이어진 이 연구를 통해 많은 자료를 얻을 수 있었고, 다양한 분석 결과가 나왔습니다.

질문에 답변한 사람이 가장 많이 했던 활동은 '걷고 있었다'였습니다. 달리기나 자전거 타기 등의 격렬한 운동을 하고 있었던 사람은 거의 없었습니다. 그런데, 어떠한 행동이든 신체 활동량이 어느 정도 있는 사람은 그렇지 않은 사람에 비해 행복감이 높았습니다. 심지어 그러한 경향은 시간대나 요일(평일이었는지 휴일이었는지)과 무관하게 나타났습니다.

또한 신체를 움직이는 빈도가 높은 사람은 대부분의 시간을 의자에 앉아서 보내는 사람보다 행복감이 높다는 사실도 밝혀졌죠. 다시 말해, 낮 동안 몸을 움직이는 시간이 긴 사람일수록 행복감이 높았다는 뜻입니다.

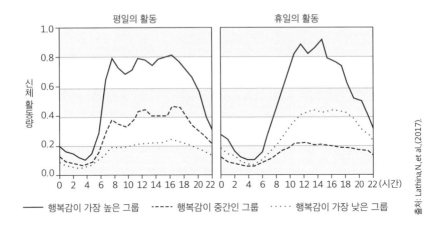

신체 활동량이 많은 사람일수록 행복감이 높다

평일의 활동 　　　　　휴일의 활동

신체활동량

(시간)

출처: Lathina,N.,et al.,(2017).

── 행복감이 가장 높은 그룹　---- 행복감이 중간인 그룹　‥‥ 행복감이 가장 낮은 그룹

　이후의 연구에서는 하루에 불과 10분 동안 신체 활동을 늘렸을 뿐인데 일상의 행복감이 향상됨이 밝혀지기도 했죠.

　이 연구 결과를 검토한 도야마대학의 이나다 유나는 고령자를 대상으로 한 연구를 실시했습니다. 그에 따르면 일상적인 신체 활동을 실시할 경우 노화에 따른 기능 저하 예방 등의 신체적 효과뿐 아니라 행복감도 증가했다고 합니다.

　이는 일상적인 신체 활동을 하면 운동 기능이 향상되고, 이것이 뇌 기능 향상 효과를 가져오기 때문입니다. 그 결과로 일상의 행복감도 상승하게 되는 거죠.

　효과는 연령을 불문하고 나타납니다. 미국의 운동과학자 요크의 연구에 따르면 초등학생을 대상으로 8주 동안, 주 1회씩 요가를 포함한 다양한 신체 활동을 실시한 결과, 아이들의 행복감은 크게 상승했다고 합니다.

이처럼 신체 활동 빈도나 양의 변화는 행복감을 증대시킵니다. **신체 활동을 약간만 늘려도 행복감에는 차이가 생긴다는 뜻이죠.** 일주일에 한 번이라도 신체 활동을 하는 사람과 전혀 하지 않는 사람은 행복감에서 큰 차이가 나타납니다.

약간이라도 몸을 움직이는 행위는 마음을 움직이는 행위로도 이어져 행복감을 높여줄 것입니다.

일상적인 신체 활동이 일상의 행복감으로!

일상적인 신체 활동 ↑	운동 기능 ↑	인지 기능 ↑	웰빙 ↑
• 걸음 수, 소비 칼로리가 많다 • 강도 높은 운동을 한다	• 일어나기 위한 근육이 강하다 • 보폭이 넓다 • 걷는 속도가 빠르다	• 정보 처리가 빠르다 • 단시간의 기억력이 뛰어나다	• 생활의 질이 높다 • 행복감이 높다

출처: 도야마대학교 화한의약학 종합연구소 HP.

행복 패러독스

① 정규직과 계약직, 자가와 임대, 직종이나 주거 형태는 행복감에 어떤 영향을 미칠까?

앞에서 일과 행복감에 대해 소개했는데요. 그렇다면 일이 아니라 직업은 어떨까요? 직업도 행복감에 영향을 줄까요?

아래 그림은 제가 직접 실시한 설문조사 결과입니다. 그림을 보면 의사·의료 관계자와 경영자·임원이 특히 행복감이 높음을 알 수 있습니다. 또한 공무원(교직원 제외) 역시 행복감이 높아 보입니다. 반대로 행복감이 낮은 직업은 프리랜서, 회사원(계약·파견 사원), 시간제 아르바이트생입니다.

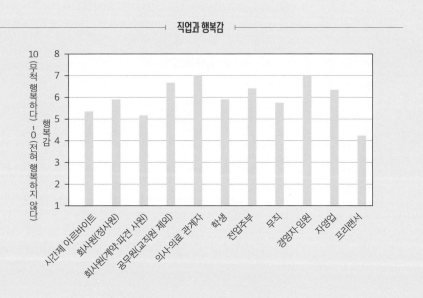

직업과 행복감

행복감에는 어느 정도('어느 정도'가 중요합니다. 뒤에서 수입과 행복감의 관계를 한번 더 다루겠습니다) 수입도 관련이 있으니 직업의 차이라기보다 수입의 차이라고 볼 수 있을지 모르겠습니다. 다만, 또 한 가지 중요한 관점으로 이 데이터를 보면 안정적인지 불안정한지에서 차이가 있다는 것을 알 수 있죠.

같은 회사원이라도 정사원은 계약직이나 시간제 아르바이트보다 행복감이 높았고, 프리랜서는 가장 낮았습니다. 이 사실을 통해 행복을 느끼기 위한 중요한 조건에는 안정적인 직업도 포함되어 있다고 볼 수 있습니다. 안정적이어서 장래에 대한 불안이 없다는 사실은 세로토닌 분비를 촉진하므로 행복감과도 연결되죠.

이 안정적인가, 불안정한가라는 관점은 주거 형태에도 적용할 수 있습니다.

아래 그림처럼 같은 아파트라도 자가인 사람은 임대 아파트에 거주하는 사람보다 행복감이 높으며, 단독 주택인 경우에도 같은 경향이 드러납니다.

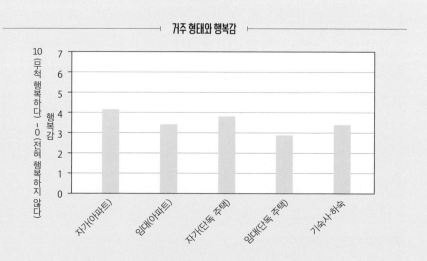

거주 형태와 행복감

② 고액 연봉은 행복감을 높여줄까

여러분은 부자가 되고 싶으신가요? 대부분이 '네!'라고 대답하겠죠.

그렇다면 왜? 부자가 되고 싶은가요.

그 이유를 '행복해지기 위해서'라고 대답했다면 주목하십시오. 연봉과 행복의 관계는 그리 단순하지 않답니다.

심리학자인 브릭먼과 캠벨의 연구를 통해 **경제 성장이 사람들의 행복으로 이어지지 않는다는 '행복의 패러독스**_paradoxes of happiness_'라는 현상이 밝혀졌고, 이 현상에 대해 전 세계에서 여러 연구가 진행되기 시작했습니다.

일본의 조사에 따르면 개인의 수입의 경우 900만 엔까지는 수입이 많을수록 행복감이 높아지지만, 이를 초과하면 극한에 도달해 더 이상 높아지지 않았습니다. 세대 연 수입의 경우에는 1500만 엔 정도라고 합니다. 하지만 이 수치 또한 연구 방식에 따라 크게 달라집니다. 질문 방식에 따라 다른 답변이 돌아오기 때문이죠.

제가 조사한 결과에 따르면 100만 엔 미만인 사람의 행복감이 가장 낮으며 (3.9), 행복감이 가장 높은 쪽은 1500만~1800만 엔 미만의 사람으로, 우상향으로 높아지고 있습니다(262쪽 그림). 하지만 연 수입이 1800만 엔을 넘으면 어째서인지 행복감은 낮아지고 말죠. 어느 정도 여유로운 삶이 가능해지면 그 이상의 수입이 생기더라도 행복감과는 무관해짐을 알 수 있습니다.

지금 이 글을 읽는 순간에도 당연히 수입이 많을수록 행복하다고 생각하는 사람이 많을 거예요. 하지만 아닙니다. 그리 단순하지 않습니다.

또 다른 연구에 의해 자기 소득의 절대적인 수준뿐 아니라, 유독 자신과 사회 경제적 속성이 유사한 타인의 소득 수준에 의해 행복감이 좌우된다는 사실

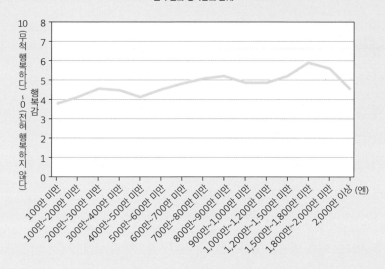

연 수입과 행복감의 관계

도 밝혀진 바 있으니까요. 이를 '상대적 소득 가설'이라 부릅니다.

예를 들어 자신의 연 수입이 상승했다 하더라도 비슷한 직업에 종사하는 타인의 수입이 더 높았을 경우에는 행복감이 낮아졌지요.

오사카대학의 쓰쓰이 요시로는 COE 설문조사(2008년판)의 질문에서 '당신 주변 사람의 세대별 소득은 대개 어느 정도인 사람이 많다고 생각합니까'의 답변 결과를 '참조 소득(비교를 위해 기준이 되는 소득)'으로 보고, 상대적 소득 가설의 검증을 실시했습니다.

그 결과, 절대 소득 증가에 따른 행복감의 절반 이상이 참조 소득 증가로 인해 상쇄되었습니다. 예를 들어 소득이 500만 엔인 A의 소득이 900만 엔으로 높아졌다고 가정하겠습니다. 400만 엔이 증가했습니다. 이때 주변 사람의 소득은 500만 엔에서 700만 엔으로 높아졌다고 가정하겠습니다. 주변 사람은 200만 엔이 오른 셈입니다.

그 결과, A의 행복감은 400만 빼기 200만, 즉 200만 엔 만큼밖에 오르지 않은 것이죠. 결론적으로 A의 행복감은 절대적인 소득 그 자체보다 타인의 소득과 비교함에 따라 정해진 것입니다.

하지만 여기서 참조 소득을 설정하는 방식에는 주의가 필요합니다. 사람은 동기 동창의 소득을 다소 과대평가하는 경향이 있기 때문이죠.

예를 들어 실제로 동기 동창들의 평균 소득은 600만 엔인데, 나는 700만 엔을 벌고 있음에도 불구하고, 막연히 '내 주변 친구들은 다 나보다 훨씬 잘 벌 거야, 900만 엔은 넘을 거야'라고 생각합니다. 이렇게 과대평가된 참조 소득을 기준으로 비교하게 되면, 실제로는 남들보다 더 벌고 있음에도 자신의 소득이 더 낮다고 느끼게 되면서 행복감을 느끼기 더 어려워지는 것입니다. 이것이 바로 사회적 비교입니다.

타인과의 비교에서 비롯된 이런 행복감 혹은 우울감을 아무리 느껴봐야 허무하기만 할 뿐, 의미가 없지 않은가요. 그보다 자신의 일 그 자체에서 자존감이나 보람을 느끼고 행복을 느끼는 편이 확고한 행복으로 이어지는 것 아닐까요.

이 책을 읽고 난 후 많은 사람이 자신의 일이나 인생이 갖는 의미와 소중함을 자신에게 설명할 수 있게 되기를 바랍니다.

옮긴이 곽범신

대학에서 일어일문학을 전공한 후, 취업 준비를 위해 찾은 도서관에서 일본 미스터리 소설을 접하며
뒤늦게 번역가라는 꿈을 품게 되었다. '겸허하되 주눅 들지 않는, 과감하되 자만하지 않는 번역가'라는
목표를 향해 오늘도 노력하며, 독자들에게 좋은 책을 소개하고자 힘쓰고 있다.
현재는 바른번역 소속 번역가로 활동 중이다. 옮긴 책으로는 『머릿속에 쏙쏙! 화학 노트』,
『돈의 세계사』, 『이유가 있어서 멸종했습니다』, 『TIGER』 등이 있다.

Collect 36

행복 호르몬

1판 1쇄 인쇄 2025년 5월 16일
1판 1쇄 발행 2025년 5월 26일

지은이 야마구치 하지메

발행인 김태웅

기획편집 김유진, 정보영

디자인 렐리시

마케팅 총괄 김철영

마케팅 서재욱, 오승수

온라인 마케팅 양희지

인터넷 관리 김상규

제작 현대순

총무 윤선미, 안서현, 지이슬

관리 김훈희, 이국희, 김승훈, 최국호

발행처 ㈜동양북스

등록 제2014-000055호

주소 서울시 마포구 동교로22길 14(04030)

구입 문의 전화 (02)337-1737

팩스 (02)334-6624

내용 문의 전화 (02)337-1734

이메일 dymg98@naver.com

©2025, 야마구치 하지메

ISBN 979-11-7210-924-0 13510